常氏点穴疗法

名誉主编　常发祥

主　　编　康献勇　常　宇

河南科学技术出版社

·郑州·

图书在版编目（CIP）数据

常氏点穴疗法 / 康献勇, 常宇主编. -- 郑州 : 河南科学技术出版社, 2025. 7. -- ISBN 978-7-5725-1908-6

Ⅰ. R244.1

中国国家版本馆CIP数据核字第2025442CD6号

出版发行：河南科学技术出版社

地址：郑州市郑东新区祥盛街27号　　邮编：450016

电话：（0371）65788613　65788628

网址：www.hnstp.cn

出 版 人：乔　辉

责任编辑：王婷婷

责任校对：耿宝文

封面设计：李小健

责任印制：徐海东

印　　刷：河南文华印务有限公司

经　　销：全国新华书店

开　　本：720 mm × 1 020 mm　1/16　　印张：14.75　　字数：215 千字

版　　次：2025年7月第1版　　2025年7月第1次印刷

定　　价：62.00 元

编委会

前言

《常氏点穴疗法》一书，经过多年的整理和撰写即将出版，本书融入了常发祥老师（简介见后文）一生的心血。20世纪70年代，常发祥老师求学于安徽刘振华老师，学习其家传的点穴疗法。因该点穴疗法系家族传承，秘不外传，并且全部为口述家传，对学徒相对保守，无任何学习资料，更无老师讲解，学习过程极度艰辛。因常发祥老师真诚热爱点穴疗法，又恰逢刘振华老师后人均无继承学习，最终获得刘振华老师家传要点核心。在临床实践中，常发祥老师研究并改良了火功方法（又称“酒灸”），还独创了禅指揉药，三者常常紧密结合，形成完备的“常氏点穴疗法”。常发祥老师又根据穴位实际位置，开创性绘制了点穴图谱，临床实践与教学一目了然。

常氏点穴疗法有两大特点，一是有独立的穴位名称和穴位位置，独特的点穴手法和穴位配伍，且取穴精少，手法精练。独立在于其不同于十四经脉穴位，独特在于其有别于常规的推拿手法。二是有独特的辨证方式，点穴不是单纯的点穴，重点是取穴配伍，基础源于脏腑辨证，临床采用整体化取穴。如颈椎、腰椎病变，不仅仅是对疼痛点治疗，重要的是对引起病变的主要力学点配伍点穴，点穴即解穴——解开引起病症的主要力学点，随之病症即除。这就是点穴的灵魂，也是最难学之处，同时也是众弟子写书最难之处，需要多年反复实践才能感悟临床要旨，达到取穴配伍、出手即可见效之境界。

本书是在常发祥老师的口述下，众弟子克服困难，从仅有的资料开始，经过几年整理，使本书终于公开问世。常氏点穴疗法的重点在于实践，初学者仅凭几十个穴位，常常无从下手。根据本人多年的学习经验和体会，以及长期的临床实践，切实领悟到学习本疗法的核心在于将施术手法、取穴配伍、临证辨证有效结合，而达到这个程度需要多方积累临床经验后方能心中自明。

为了便于学习，书中仍参考现代医学病名，每一个病名附主要穴位与配穴，并有临床医案，可供参考学习。因众弟子学识有限，难以将实践与理论表达到位，恳请广大同道批评斧正。

康献勇

2025年2月

常发祥简介

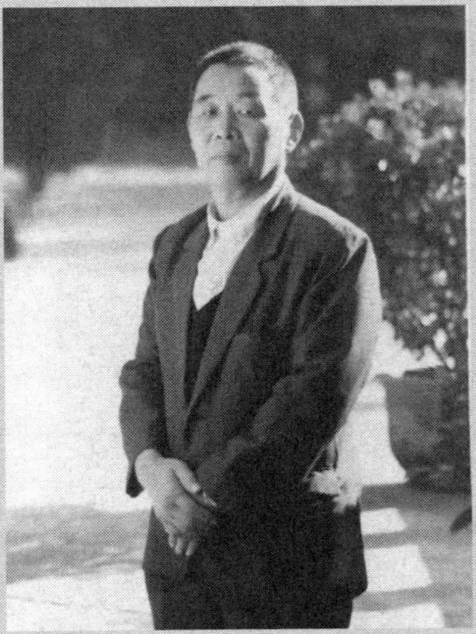

常发祥，男，回族，1935年2月出生，河南郑州人。郑州市中医院建院元老，郑州“常氏三绝”推拿学术流派创始人。14岁始做学徒，躬耕杏林70余载。

其少年时正值战乱，因家境贫困，父母无力供养，无奈下将其送往在县城开药铺的表叔父家中做学徒。自此踏上了漫漫学医路。一经接触，就对医道情有独钟。经过四年的师带徒学习及对典籍的精心研读，其不仅对中药的性、味、炮制、配伍有了独到的见解，更对中医理论典籍的理解和把握达到了一个辨识透辟、由博返约的层次。

其成年参加工作后，被医院外派学习时，机缘巧合下拜在“二仙传道”传人刘振华先生门下学习医武结合的祖传点穴绝技。后经其不断创新改良，将刘振华先生传下的“烧神火”改为“药酒火功”，更独创了“禅

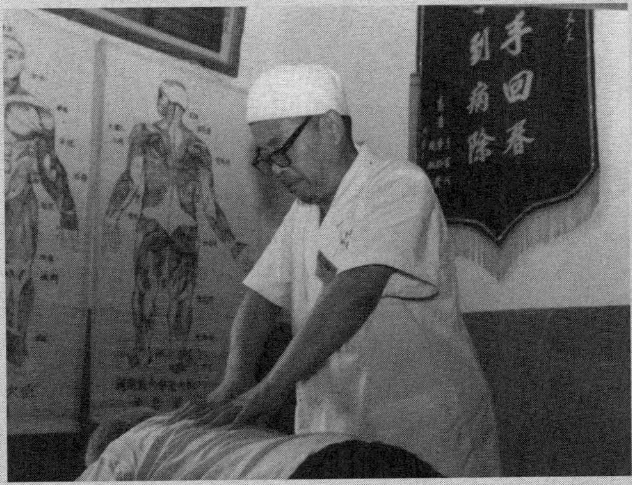

指揉药”。

常发祥在大半生的理论探索和医学实践中，真正把握了中国传统医学的精髓，能够做到“对症下药，辨证论治”“着眼于宏观，着力于微观”，同时“追根求源，实事求是”。患者形容其点穴手法为“双手通经络，十指贯周天”，当真有“指”到病除之功效。

在郑州市有关部门及郑州市中医院的大力支持下，常发祥更是培养了三批弟子及200多名医学爱好者。其间，他尽心尽力口传身授，把自己一生的研究心得毫无保留地教给学生，为“常氏点穴疗法”的发展倾注了大量的心血，为后人留下了不可多得的宝贵财富。

目 录

上篇 基础篇

中篇　手法篇

下篇　治疗篇

上篇

基础篇

第一章　总　论

第一节　常氏点穴疗法的起源与发展

一、简介

常氏点穴疗法是调节脏腑精气失衡致使筋骨失衡的穴位经气之关键点的外治手法。它的特点是穴位数量精少，穴位位置均为经气关键之处，穴位名称含有附属位置与相关功能，穴位分布以躯干四肢较多，穴位由传统武术实战总结出的实践经验而来，不属于经络循行穴位。点穴手法简练，出手迅捷，直达病所，精准点穴一下，治疗不回手。目前，常氏点穴疗法由点穴手法、药酒火功、禅指揉药三部分组成，故又称“常氏三绝”。

二、起源

本点穴手法起源于明代末年民间武术点穴流派，家族世代传承，谱系清晰。初时主要用于实战技击术，其攻击要害穴位致伤，也可快速治愈筋伤疼痛。至清咸丰年间，刘氏一门将其总结转变为医治秘穴。因本门技击术攻击要害穴位，多能一招制敌，甚者有致命之险，故而传承过程中，家族要求秘而不宣，心口相传。其中刘氏家族中两人（姓名具体不详）术法卓绝，医人无数，乡人赞誉其为“二仙传道”。20 世纪 70 年代，常发祥因缘际会下有幸跟随刘振华老师学习技艺，重点治疗小儿麻痹症。其后常发祥多次到安徽刘振华老师家中学艺并拜师，深得真传。此后，常发祥在工作中印证所学，传承创新，在刘振华老师的启示下，绘制点穴图谱，改良了药酒火功疗法，并独创了禅指揉药，三者相互补充。其后，又融入辨证方药，丰富了点穴疗法。该疗法广泛运用于颈部和腰部等软组织病、中风后遗症、脊髓病变、乳腺病变，以及妇科、儿科等疑难病症。2014 年春，在郑州市中医院的主持下，举办第一批、第二批弟子拜师仪式，后于 2017 年举行第三批弟子拜师仪式。2024 年，经相关部门批准，正式成立郑州“常氏三绝”推拿学术派传承工作室。

常氏点穴疗法是从外调筋骨至内调脏腑，以达到内病外治、上病下治、下病上治、骨病筋治、杂病骨治等独特的、整体化的、实践性强及技术含量高的中医特色外治法。目前常氏点穴疗法广泛应用于临床，郑州市中医院推拿科日均门诊量 200 余人次，来诊患者遍布国内外。

常氏点穴疗法常用穴位共 67 个，其中单穴 3 个，双穴左右各 32 个。其穴位之所在，均为筋骨紧密束连之处，也是脏腑气血流转之枢机。其穴位名称、定位、作用、手法均有别于传统经络推拿，自成一派。其手法所到，疗效立竿见影。其穴位名称，主要以所处部位、所属功能命名。穴位名称中有与经络穴位名称相同的，或穴位部位与经络穴位相同，但实质意义不同。如经络穴位肩井穴与常氏点穴穴位千斤塔，穴位定位基本相同，但常氏点穴疗法的千斤塔不是一个点，而是一个斜面，点穴手法不是简单地对着一个点去按、摩、揉等，而是对着一个斜面进行点、按、弹。不同的常氏点穴手法，功效不同，同样是千斤塔，运用不同的手法，可以升压，可以降压，可以治颈部疼痛，也可以治腰部疼痛。这便是常氏点穴疗法有别于传统的推拿按摩手法和针灸经络穴位的根本点。此外，本疗法手法精简，操作时间较短，穴位数量较少，穴位配伍仍是按照脏腑气血及伤筋病变部位相互调配。临床中，点其外而动其内，使筋骨平衡，气血畅通，阴阳和合，从而达到活血化瘀、扶正祛邪、治愈疾病的目的，并且精准治疗不回手，快速显效且毒副作用小。

三、发展

常发祥于多年的行医实践中，在完全传承刘振华老师经验的基础上，改良了原有的“火功”，并独创了“禅指揉药”。具体如下。

（一）药酒火功

刘振华老师在治病时，常使用一种称为“烧神火”的辅助手段，配合点穴，具有活血化瘀、消肿止痛、舒筋活络的作用。操作时，将白酒二两倒入小碗中，在封闭的暗室中将其点燃，在体表反复抓洗、扑叩。因为本法需徒手在患者裸露的皮肤上操作，功夫不到，极易烧伤（图 1–1）。针对原来“烧神火”容易烧伤患者及术者的缺点，常发祥在实践中摸索，对这一疗法进行了改良，采用纱布配合秘制药酒进行操作，既避免了烫伤的风险，又提高了治疗效果。“药酒火功”便由此应运而生（图 1–2）。

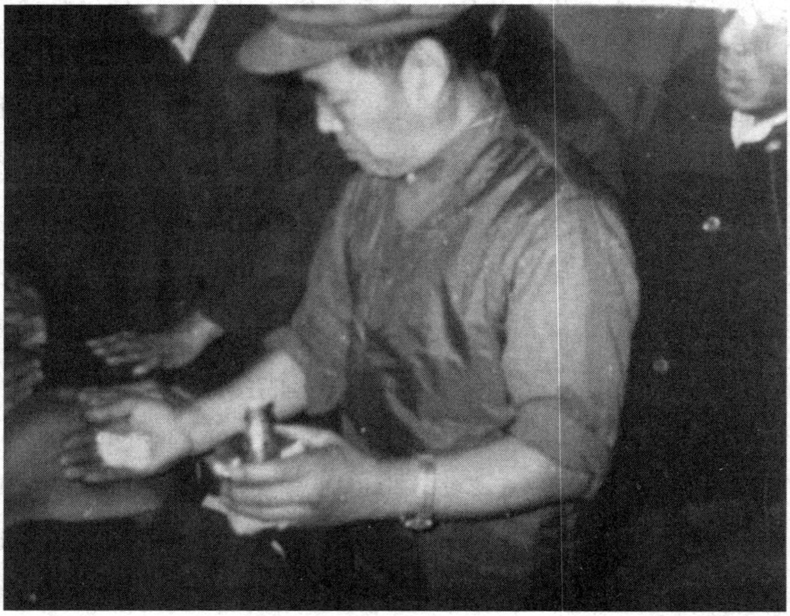

图 1–1　早期的药酒火功

现代医学认为，对于常见的跌打损伤急性期红肿热痛严重时，最好进行冰敷或外用药包扎，不宜推拿按摩或热敷，否则会造成更严重的内出血，使组织的损伤更为严重。本疗法认为“血遇寒则凝，遇热则通”。在跌打损伤急性期，立刻施以火功，借药酒火力迅速叩在病位，反而能减少渗出水肿，止痛的同时，消肿而不留瘀。临床中大量病例经火功治疗后未见渗出增多，反而消肿较快，妙在一举两得，正是“三分治疗七分火”。

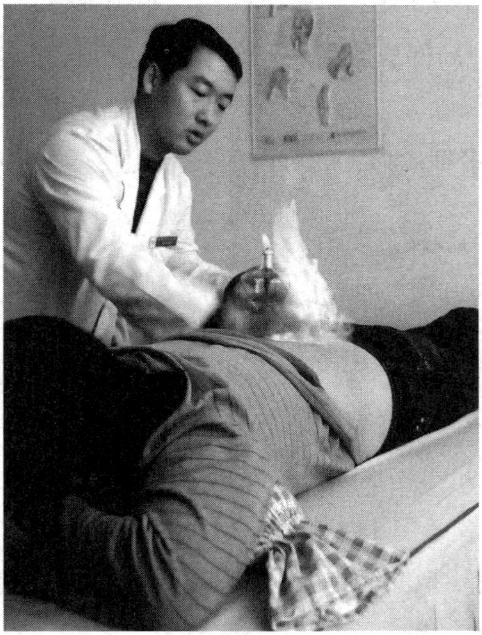

图 1–2　改良后的药酒火功

（二）禅指揉药

1978 年，常发祥独创了“禅指揉药”疗法。它是以药为媒介，并结合独门手法，制作成容易渗透吸收的药粉（图 1–3），针对不同病症，对穴位

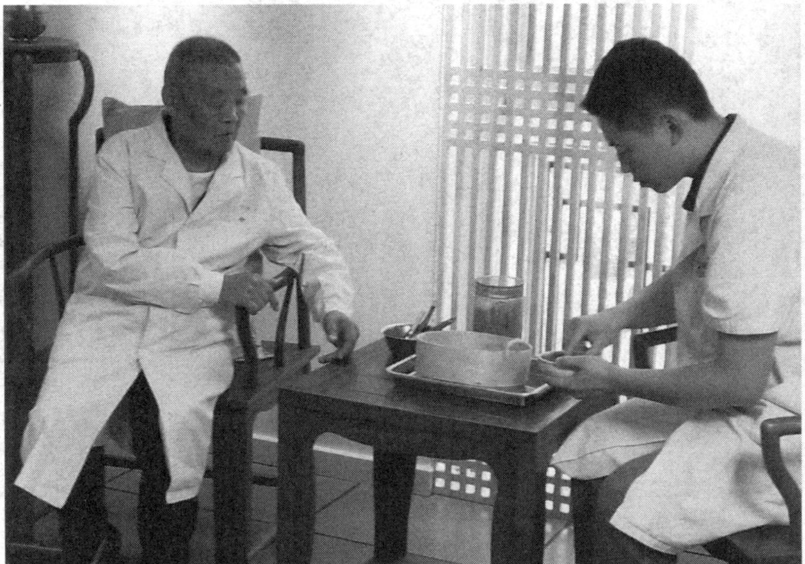

图 1–3　揉药配制

或痛点进行特定的手法揉搓。“指下揉药，心领神会，轻揉慢捻，拢中带摩，药化无形”，使局部皮肤温度升高，毛孔开泄，药物强力渗透，直达病所，快速达到散寒除湿、消肿止痛作用。在临床上广泛应用于伤科、内科、妇科、儿科等多种病症，既可以配合常氏点穴、火功，又可以单独使用。

四、传承

常发祥老师一生躬耕杏林，声名远播，享誉中原。2014—2017 年，已先后有三批弟子拜入常发祥老师门下。

2014 年，在郑州市中医院建院 56 周年的院庆上举行了“常氏三绝”第二批弟子拜师仪式（图 1–4）。在隆重的拜师仪式上，常发祥老师深情地对众弟子说：“我要把三大绝技全部传授给你们，希望你们为百姓的健康多出一份力！”

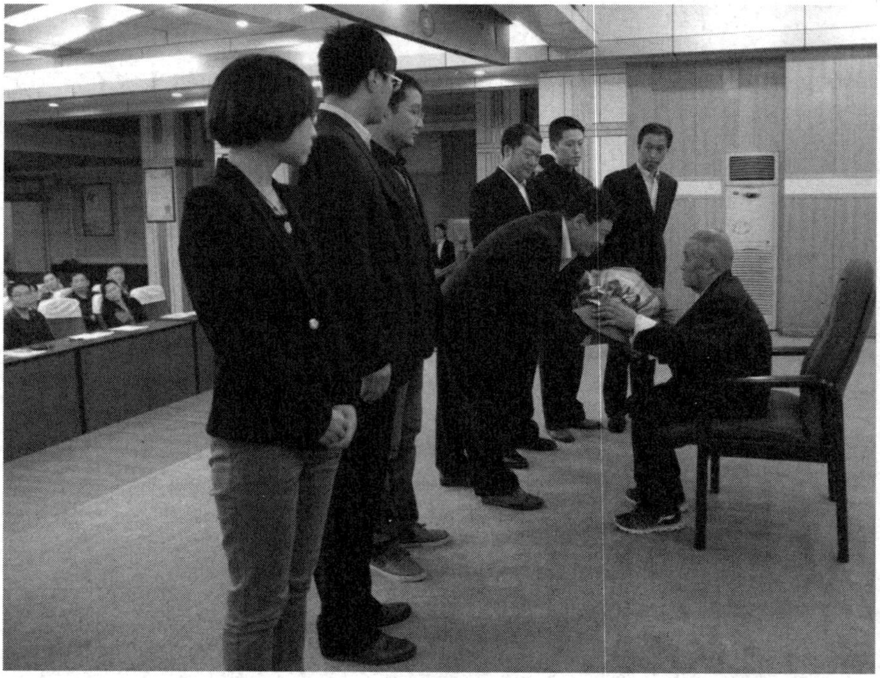

图 1–4 “常氏三绝”第二批弟子拜师仪式

如今，常发祥老师的弟子们（图 1–5）在临床中不断学习、研究“三绝”，同时也将这门绝学与现代医学接轨，在传承的道路上不断深挖、开拓，使这门独特的技艺更好地传承与发展！

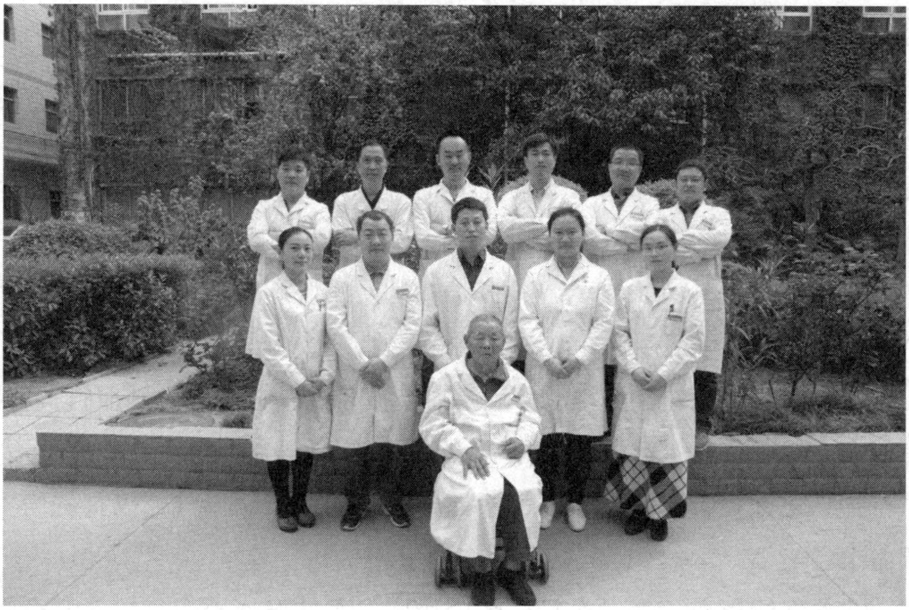

图 1–5　常发祥与其弟子

第二节　常氏点穴疗法的作用

一、气血平衡

气血平衡观点是常氏点穴疗法理论体系的重要组成部分，《素问·调经论》说：“人之所有者，血与气耳。”常发祥老师在临床及日常教学中，不厌其烦地告诉门人、弟子，中医学中讨论的人体，无论生理、病理状态，皆每时每刻都有气血循行、流注。在生理状态下，人体气血的循行、流注相对稳定、平衡；而在病理状态下，气血的循行、流注则会失常、紊乱。气血是人体生命活动之总纲，也是伤科诸病病机之总纲。常氏点穴疗法在长期的医疗实践中形成了具有鲜明中医特色的“气血平衡”理论。

（一）气血的动态平衡关系

气属阳，主动，主煦，是生命活动的动力；血属阴，主静，主濡，是生命活动的物质基础。气血都源于脾胃化生的水谷精微，气中有血，血中有气，气与血不可须臾相离，二者保持着相互依存、动态平衡的关系。

1. 气为血之帅

（1）气能生血：气是血液化生的动力源头。气旺血充则筋骨强健，气虚血少则筋骨弱病，补气则生血，筋骨以濡，伤病自复。故常氏点穴在治疗一些较为严重的血虚腰痛时，常在口服补血药的基础上配合点穴提气手法及活血温通的药酒火功治疗，以推动和激发脏腑功能，促进血液生化，从而达到气血互生、调整气血动态平衡之效。

（2）气能行血：气的推动作用是血液循行的动力。气行则血行，气滞则血瘀，气有一息不运，则血有一息不行。故常氏点穴疗法在临床上治疗跌打损伤之血瘀证诸病时，常用手法点穴、药酒火功调气，以行气为主，调血次之。

（3）气能摄血：气对血具有固摄作用。血液循行周而复始环流全身，全赖于气之固摄。

2. 血为气之母

（1）血能养气：血液的濡养能使气充盛。在人体各个部位中，血不断地为气的生成和功能活动提供营养，故血足则气旺，血衰则气少。二者相互依存，互生互根保持平衡。人体脏腑、肢节、筋肉等任何部位，一旦失去血的供养，这些部位即可出现气虚衰少或气的功能丧失的病变。

（2）血能载气：《血证论·吐血》云“血为气之守”。《张氏医通·诸血门》亦云“气不得血，则散而无统”。可见气本无形，必依附于血而不致散失，赖血之运载而运行全身。正所谓气为血之生，血为气之附。一有形一无形，一静一动，平衡之妙，尽显于此。在临床中，有因开放性外伤引起的出血，此气无所依，随外出之血涣散，形成气随血脱之候，治宜止血固脱。此时可先做常规治疗，其后用药酒火功操作患处，以火酒之热力加热烧灼能使创口收合、高温消毒，以酒中药物活血止血，敛疮生肌。

（二）气血平衡与脏腑经络的内在联系

如果把人体比喻成一棵树，那么气血就是营养。无论树生长在何处，对生长的需求是一样的，就是空气、阳光和水，而气血就是滋养生命之树的阳光雨露。人体生理活动是以脏腑为中心的，所以脏腑是树根，而负责联系着各个脏腑及气血运输，就是经络（树干）的核心作用。气血以经络为通道输布全身直达脏腑，促进机体的生长、发育，脏腑只有在经络通畅的情况下，才能转化并进行正常功能的运作，气血也只有在经络通畅情况下，才能被身体正确使用。此可谓气血本于五脏，因于时，通行脉道、流注百骸，如潮汐之起伏有度。

《素问·五脏生成》云："肝受血而能视，足受血而能步，掌受血而能握，指受血而能摄。"常氏点穴理论认为，气血的平衡与脏腑经络功能的平衡密切相关。肾藏精，精血互生，为气血之根；心主一身之血脉，运行气血；肺主气，朝百脉，助心行血；肝藏血，调节血量，肝主疏泄，调畅气机，气畅则血行；脾主运化水谷精微，为气血生化之源，脾主统血，统摄血液周而复始循行于脉道。五脏六腑各司其职、互相协调，气血的生化和运行才能保持平衡。气血平衡与脏腑经络活动密切相关，互相依存。只有脏腑经络功能活动有条不紊，气血才能源源不断生化无穷，循行有度，从而维持动态平衡。也只有气旺血行，气血平衡，脏腑经络才能发挥其正常的生理功能。

常见的伤科病症，无论是外损形体，还是内伤脏腑经络，都必然引起气血变化（外使形体不利，气无所行；内致血脉瘀闭，洞伤脏腑）。气滞则血瘀，瘀则不通，不通则痛。由此可见，外伤筋骨，必内损气血，气血不畅，必致脏腑失于濡养。气血失衡致脏腑不和，脏腑不和又致气闭、气逆、气滞、气虚、气脱，也可致瘀血、结血、亡血。气血与经络脏腑互相影响，内损外伤互为因果。

（三）气血正平，长有天命

常氏点穴理论认为，气血平衡既是健康的标志，也是治疗伤科疾病的关键。本节开篇即提及人身气血是每时每刻都处在动态平衡之中，人体一系列复杂的生理活动，需要气机的升降出入，血液流而复始，气血在运动中保持动态平衡，才能使脏腑筋骨各司其职。反之，气血运行失常，则会影响脏腑筋骨之协调平衡，导致损伤、退行性病变等产生。常氏点穴理论认为，将气血调至平衡是治疗伤科诸疾的关键环节。损伤首伤气血，通过调畅气血，使气血由失衡转向相对稳定，保证脏腑筋骨源源不断地得到气血的滋养，从而使机体恢复气血平衡，则伤病自愈。

（四）血气不和，百病乃变化而生

常氏点穴理论认为，人是一个有机联系的整体，牵一发而动全身，局部损伤会导致全身气血失衡，百病应从气血论治。人体无论受到何种原因、何种形式的损伤，都会使气血紊乱、经络受阻、脏腑失调，致机体失衡。气血与经络脏腑相互影响，是分析研究伤科各种疾病病机的基础。在伤科临床上主要表现为气滞血瘀、气虚血瘀、气不摄血、气血两虚、气随血脱等。

1. 气滞血瘀　瘀血最易导致气滞难行，创伤、闪挫、劳损等损及筋骨血脉，致使血液离经外溢，瘀滞筋肉腠理之间，阻闭经络，气机受阻。损伤早期气滞血瘀最为常见，临床主要表现为伤部青紫、肿胀、疼痛。

2. 气虚血瘀　气能行血，气虚则推动无力致血瘀。慢性劳损、创伤日久或伤气日久，致气虚无力推动血行而成瘀。其轻者，血行迟缓，运行无力，症见面色淡白或晦暗、身倦乏力、气少懒言、皮下青紫瘀斑、伤口久不愈合、舌淡暗或有紫斑、脉沉涩；其重者，气虚无力行血，血失濡养，肌肉筋骨痿软不用，甚至萎缩、肌肤甲错等。

3. 气不摄血　伤病日久，中气必虚，脾虚失于健运，气虚不足，固摄血液之力减弱，血不循经，溢出脉外，症见面色萎黄、神疲纳呆、肢体虚肿，舌淡、脉细弱等，女性可见崩漏等。

4. 气血两虚　久病消耗气血，致气血两伤；或因损伤先有失血，气随血耗；或先因久卧气虚，血之生化无源而日渐衰少，从而导致面色少华、疲乏无力、头晕眼花、肌肤干燥、肢体麻木、脉细无力等。

5. 气随血脱　外伤致大量出血的同时，气也随着血液的流失而散脱。血为气之载体，血脱，则气失去依附，故气亦随之散脱而亡失。可见大量失血易致眩晕、心悸、面白、息微、大汗淋漓、肢厥身凉、舌淡、脉细欲绝等。此为伤科之危证。

（五）气血平衡对常氏点穴伤科的辨证指导

气血平衡贯穿于常氏点穴学术体系之中。常氏点穴伤科的治则、治法、用药无不与气血相关。常发祥老师常言“通则不痛”妙处便在于此。

轻的损伤如闪伤、牵拉伤等多以伤气为主。气无形，气伤则作痛。用重手法点穴动其筋，以行其气，则气行通而不痛。

较重的损伤如碰撞、跌仆、打击伤等多以伤血为主。血有形，形伤则作肿。此时活血为要，使火灸烧患处，局部活血化瘀通经；再使轻手法散局部残留瘀血，理顺筋骨，则血行通而不痛。

严重的复合伤、开放伤多致气血俱伤或亡血。气血俱伤则肿痛并见，亡血过多则气随血脱而现危证。伤气能及血，伤血又能及气。治血必治气，气机调畅，血病始能痊愈。临床中，此类病症，予常规治疗后，可用药物扶正，调气养血、接骨续筋；而后火灸患处，以活血化瘀，消肿止痛，舒筋活络，生肌敛疮。

血虚者，补其气而血自生。如在临床中，常见血虚眩晕，可先用轻手法点穴调肝益血、补肾益气，再以重手法点穴提气，最后以疏理手法调和气机，正是补气调血，以和为通。

血滞者，行其气而血自调。如在临床中，常见血滞引起的经闭症，治法先用重手法点穴开郁行气，再用火灸烧小腹、后腰等部位以活血通经。此为开郁行气，通经止痛。

综上所述，气血平衡是常氏点穴理论的重要组成部分，也是中医学中不可分割的辨证依据。常氏点穴把调理气血、恢复气血之平衡作为伤科治疗大法，强调慢性劳损以行气为主，急性损伤则活血为先。其治疗手法精巧严谨，选穴配穴独树一帜，疗效显著。临床中，由于疾病繁复、证型多变，学者应视情况灵活掌握。

二、筋骨平衡

常氏点穴疗法主要围绕“筋”展开，然谈“筋”必言“骨”，下面就详细说明何为“筋骨平衡”。

（一）中医学中“筋”与“骨”的关系

1.“筋”“骨”的动态平衡关系　筋骨是人体复杂而平衡的运动系统之总称。中医认为：筋束骨，骨张筋；骨为干，筋为刚。筋与骨均为五体之一，关系密不可分。从文字结构上看，“筋”，从“竹”、从“力”、从“月”，表明筋是指有竹节样外形且能产生力量的肌肉组织，故《说文解字》解为“肉之力也”。筋的内涵相当宽泛，就其所实现的功能（“宗筋主束骨而利机关也”）理解，筋应包括为人体提供功能活动的平台（“束骨”）和驱动关节运动的动力（“利机关”），其内容应包括肢连属各骨骼关节的筋肉组织（肌肉、筋腱、筋膜、系膜等），其实质与肌肉、肌腱、筋膜乃至神经等组织密切相关。

骨，包括骨骼与关节。既可支持形体，又能保护内脏。即《灵枢·经脉》曰：“骨为干，脉为营，筋为刚，肉为墙。”筋附于骨上，大筋联络关节，小筋附于骨外。筋束骨，骨张筋，骨靠筋的伸展和收缩实现位移运动功能，筋靠骨的支撑和承载协助身体各种运动，共同维持机体的动态平衡。筋失衡可引起骨结构的失衡；反之亦然。筋络骨，骨连筋，筋弛、筋痿、筋挛均可影响骨的功能，骨伤、骨痿也必导致筋无所依而造成筋弛、筋痿甚至筋废。筋病可影响至骨，骨病必伴有不同程度的筋病。

2.“筋”“骨”与肝肾的密切联系　中医认为，肝肾同源（即“精血同源”），肝藏血，肾藏精，精血互生互化。肝藏血，血化精，充养筋骨、脏腑、四肢百骸；肝血充盈，则精得以充，筋骨得以养而强健有力。肾藏精，精生髓，髓化血，充养筋骨、脏腑、四肢百骸；肾精足，则肝血旺，筋骨得以养。肝主筋，肝血充盈，则筋力强健而能束骨；肾主骨，肾精之盛衰直接影响骨的生长、发育及损伤后的再生修复，肾精足则能壮骨，骨强方能连筋、强筋。从这个角度来讲，精血同源表现为精充骨壮则筋强，精亏骨弱则致筋弛、筋痿、筋挛、筋伤。筋骨相互依存，共同组成一套处于动态平衡之中的支架结构和杠杆系统，实现人体负重和运动两大力学功能。肝肾强则精血充，精血充则筋柔骨正，气血自流，人体乃健。年老体衰、房事不节、久病失养等因素可致肝肾渐亏，精血不足，筋骨失养，从而出现慢性劳损及各种退行性骨病；跌打闪挫导致骨损筋伤，内动于肝肾，精血亏虚，筋骨不荣，则筋伤不复、断骨不续、新骨不生。故肢体的运动有赖于肝肾所藏之精血，精血充足则筋骨得养，方能维持协调平衡，从而共同完成肢体活动。

（二）“筋”“骨”失衡是伤科的主要病机

1. 因于形　“筋”与“骨”在生理上相互依存，病理上相互影响。筋伤则束骨无力，骨损则筋失所张。由此可见，筋与骨是一对矛盾的统一体：筋为阳，骨为阴；筋主动，骨主静；筋束骨，骨张筋；筋骨相互为用，形成《素问·生气通天论》所言的“骨正筋柔”的调和状态，共同维持身体的平衡。若筋和骨任何一方遭受破坏，均可引起或诱发身体正常平衡状态的打破。中医学将此种平衡状态的失常称为“筋出槽”和“骨错缝”，认为“筋出槽”和“骨错缝”是脊柱退化性疾病及各种急、慢性筋伤发生的病机关键。“筋出槽”是指筋的形态结构、空间位置或功能状态发生异常改变；“骨错缝”是指骨关节正常的间隙或相对位置关系发生了细微的异常改变，并引起关节活动范围受限。

当暴力损伤机体，轻则伤筋，为肿、为痛；重则伤骨，致骨折、脱位发生；甚则连及脏腑，危及生命。同时，筋伤往往伴随骨伤的全过程，伤筋必然影响筋骨的平衡。筋为机体活动的动力、联络之纽带；骨为全身之支架，为筋起止之所。外感六淫、七情内伤、饮食失宜、久病失养、劳逸失度、年老体衰以及跌仆闪挫等因素导致筋伤或骨损，均可使筋骨平衡关系遭到破坏。筋伤导致关节失稳、无力、失养、活动异常，进而出现创伤性、劳损性、退变性、失用性骨关节病；骨伤则导致筋无所张、失依、失用，进而出现筋弛、筋痿、筋挛、筋伤。

2. 因于质　肝肾失调会导致筋骨失衡，反之，筋骨失衡又会内连肝肾。首先，肝肾同源，母子相生；其次，精血同源，肝血与肾精互相滋生，相互转化。肾精充足，则肝有所养，血有所充；肝血充盛，则肾有所藏，精有所化。反之，肾精不足，则肝血生化无源；肝之阴血不足，无以滋养肾精，则肾精亏虚。故肝与肾任何一方受损，皆可致肝肾不足，造成肝所主之筋和肾所主之骨皆失养，出现筋骨同病。可见，肾精肝血一荣俱荣，一损俱损。同时，肝主筋，肝血不足，筋则失养，导致手足拘挛、肢体麻木、屈伸不利、筋肉萎缩，而筋病必致无力束骨，筋骨失衡，骨病遂生；肾主骨，肾精不足骨骼失养，可致小儿骨软无力、囟门迟闭、骨骼发育不良、肢体畸形，成人出现足痿无力、骨质疏松、骨折。肝主筋，肾主腰脚、主骨，肝肾亏损则易出现腰椎、膝关节、跟骨等部位的退行性病变，还易患腰部扭伤、闪挫伤，出现腰背酸痛、腰脊活动受限等脊源性相关病。

（三）以“筋”为主的治疗理念

首先要说明的是，这里讨论的范畴为“筋出槽”和“骨错缝”所代表的脊柱退化性疾病及各种急、慢性筋伤。

综上所述，从中医角度看，大抵此类病症外因风寒湿邪侵袭筋脉，内因年迈体弱，肝肾不足，不能濡养筋脉，或因特殊的职业和姿势出现劳损等引起的韧带、肌腱、肌肉的痉挛，以及代偿性肥厚或骨关节退变，改变了筋“束骨而利关节”作用，出现筋不束骨。使机体出现筋骨应力平衡失调，筋骨形态、功能发生退变，最终导致疾病的发生。

本疗法非常注重筋与骨之间的关系，认为筋为骨用，骨病治筋，紧扣筋“束骨”“利机关”的功能，通过手法针对患处肌肉、韧带、筋膜等筋性组织，抑制肌肉痉挛，解除肌紧张，保持筋性组织的正常弹性；或着力于肌腱、韧带与骨的结合部，即筋的“结”“聚”处，使筋性组织收缩，从而牵拉关节产生运动，有效改善软组织张力平衡，达到筋骨力学平衡。此为筋骨平衡。

三、整体观

人体是一个复杂的有机体，构成人体的各个组织器官，在结构上相互沟通，在功能上相互协调、相互为用，在病理上相互影响。人与外界环境也有着密切的联系，在能动地适应环境的过程中，维持着自身稳定的机能活动。其中单个器官功能强弱不能代表其整体面貌，只有将人体内各个组织器官作为一个整体来研究才可能得到较理想的结果。

中国古代医学家在探索生命与疾病奥秘的过程中，创造出了“整体观”的研究方式，认为人体是一个由各组织、各器官协调平衡工作的整体，任何疾病都是整体平衡受到破坏的结果。有了整体观这个标尺，就可以通过疾病表现出来的各种症状，判断疾病对人体整体平衡破坏的环节和程度，最后得到对疾病的本质性认识，即诊断。根据这个认识，中医通过各种方法来恢复被破坏的整体平衡，从而达到治愈疾病的目的，即治疗。这个过程中医称之为“辨证施治”。这就是中医诊治疾病的奥妙所在。

“气血平衡”“筋骨平衡”，实际上是中医学方法论中用以表示人体自身在形态结构、生理病理、疾病防治方面的对立统一关系。如《素问·生气通天论》说：“阴平阳秘，精神乃治。”思而推之：若阴阳双方的动态平衡遭到破坏，人体就会发生疾病；而养生、锻炼与治疗的一切方法和手段，都不外乎是维持或恢复机体阴阳的平衡。故《素问·至真要大论》指出：“谨察阴阳所在而调之，以平为期。”

因此，常氏点穴的核心在“整体观”上，即在调整人身整体阴阳平衡上。古代劳动人民发现，除了传统经络学说的穴位以外，人体中还存在一些特殊的点。通过将这些点进行选择性的配伍，再加上适当的手法刺激，可以调整体内气血与筋骨，从而达到调节整体阴阳平衡状态的作用。常氏点穴疗法就是运用这些特殊的点治疗疾病。

如在推拿整脊门诊中，我们经常会遇到因长期保持某种单一姿势或左右两侧用力不均匀，肩背部肌肉过度紧张、疲劳，使脊柱外在肌力（尤其是左右侧）失去平衡而产生一侧肩背部疼痛的患者。简言之，即一侧劳累过度，一侧锻炼不足，造成脊柱内外的筋骨失衡，筋骨失衡则气血运行不畅，“不通则痛”。治疗上，本疗法通过点、拨、弹等手法操作患侧后风（穴位名，在项部，平第4颈椎棘突下，后正中线旁开1寸）、太极血（穴位名，在背部，肩胛骨内侧缘，平肩胛下角，第7胸椎棘突下旁开3寸）、后腕（穴位名，在腋部，腋后线上，腋后缘与背阔肌交会处）三穴，以调整患者局部筋骨失衡状态为出发点，使局部气血通畅，疼痛自然迅速缓解。

因感受外邪而引起的落枕患者，临床中也并不少见。大抵患者平日卫阳不固，毛窍不致密，入夜后阳气渐衰，风、寒、湿等邪气乘之而致病，此为气血亏虚、筋骨失养使内外阴阳失衡所致。治疗上，通过点弹患侧千斤塔（穴位名，在肩上，乳中直上，雪花盘与肩峰端连线的中点处），点按患侧寒闸（穴位名，第1掌骨桡侧中点，大鱼际肌肉隆起处），激发体内阳气升腾，使患处气血运行通畅，进而使筋骨调衡，能起到扶正祛邪、立竿见影之效。

当然，这些作用的发挥，一方面取决于患者身体的机能状态，另一方面也取决于医者的诊疗思路及手法操作。读者应深思其中真意，临证中以此为指导思想，四诊合参、灵活辨证，并配伍适当的手法、穴位、辅助治疗手段，往往能达到意想不到的效果。

第三节　常氏点穴疗法的适应证和禁忌证

一、适应证

（1）筋伤不伴有骨折者。

（2）筋伤不伴有筋肉断裂者。

（3）各种损伤后遗症（包括手术与创伤后遗症）。

（4）各种筋肉劳损形成的结索、痛点或功能活动受限者。

（5）风寒湿邪侵袭引起的肢体疼痛、麻木、沉重乏力或功能障碍者。

二、禁忌证

（一）禁忌

（1）骨折固定期，脱位早期局部出血或固定期，不宜施术点穴手法。

（2）局部有明显的红、肿、热、痛炎症反应，有化脓趋势者，不宜施术点穴手法。

（3）局部包块性质不明，皮肤病、感染性疾病、恶性肿瘤或易出血性疾病，不宜采用点穴手法。

（4）点穴手法后疼痛增剧，有异常反应或出现全身症状者，不宜继续施术手法，需进一步检查，重新诊断。

（二）慎用

（1）妇女经期、孕期，不能做重手法，必须施行手法治疗者，宜采用轻手法并分多次进行，但腰骶部和腹部不宜施术。

（2）体弱、年老患者，刺激量不宜过大。

（3）X 线片显示骨质疏松者，手法不宜过重。

（4）严重脊椎滑脱者，局部慎用重手法。

第四节　常氏点穴疗法的操作

一、取穴原则

（一）单一取穴原则

常氏点穴疗法所选穴位皆是前人在日常生活中发现治疗疾病的特效穴，故所有穴位均不能简单地以“点”定义和操作。简言之，本疗法中的穴位可以是“阿是穴”前后、左右或扇形面上任一点。如使用千斤塔穴治疗颈椎病时，术者手指可在本穴定位点左右横向滑动，轻触皮下筋性组织，感觉筋性组织的不谐，如“结节”“痉挛”等，再以适当手法操作，才能取得较好的疗效。

（二）左病治右、上病治下原则

使用本疗法治疗疾病时，需要学会立体思考，即某一点的疼痛，可能是由于对称侧筋骨失稳诱发；也可能是由于该点纵向上任一点病变导致纵向排列上所有肌肉及关节不谐而表现在该部位。故取穴时应仔细观察病态，思考病态的成因，再以触法在病变部周边仔细触摸，找到症结所在，选用适宜手法治疗，往往会有意想不到的效果。如治疗急性腰扭伤时，提弹千斤塔穴、点拨太极血穴便是这个道理。

二、力度的掌握

想要掌握常氏点穴手法，力度是难以跳跃的关卡，它不仅需要长期的练习，更重要的是操作时的瞬间把控。常发祥老师临证教学中，将这个复杂的问题以极简单的形式教授给了弟子——“耳动为度”。即术者在点穴时，应注意观察患者的面部表情及嘴角、耳根的抽动。手法轻而不到，患者一般无反应；过之，则面容扭曲，耳根剧烈抽动；手法到位，则患者面部瞬间轻动，耳根略抽即止。此中微妙，学者细思。

三、施术手法要点

（一）指下感觉

常氏点穴疗法以“点”“拨”“弹”三法最常用，运用这三种手法时，需带有“滑动、一抹而过”的指感。即操作前，操作手指由表及里，自皮下轻滑至骨皮质间，找到所要操作的肌腱或肌肉；操作时，手指带有滑动感一带而过。

（二）瞬间到位

操作时，手法应滑利连贯，一气呵成，不可滞涩。同时，如操作得体，患者可感受到酸、麻、沉、胀、发热等不同感觉。

（三）治疗不回手

每个穴位只点一次不回手，以免局部损伤。

四、操作顺序

常氏点穴手法操作的顺序，就操作部位而言，一般按照先上部再下部，先头部再四肢的顺序；就刺激量的大小而言，力量由轻到重；就手法而言，先快速止痛，再局部松解。

目前，我们一般按照先上后下、先轻后重、先背部后胸腹部的操作顺序。在临床操作时，需结合病情，灵活应用，不拘一格。

五、补泻原则

（一）手法与穴位影响补泻

不同的手法往往作用于不同的部位，产生不同的临床疗效，达到相应的治疗目的。

早在《黄帝内经》中就有根据疾病的虚实施以不同手法的记载，如《素问·调经论》曰："神不足者，视其虚络，按而致之……按摩勿释……移气于不足，神气乃得复。"又曰："……荣血泣，卫气去，故曰虚。虚者，聂辟气不足，按之则气足以温之，故快然而不痛。"此为补法的具体运用。《灵枢·刺节真邪论》云："大热遍身……以两手四肢挟按颈动脉，久持之，卷而切，推下至缺盆中，而复止如前，热去乃止。"此为泻法的应用。由此可见，手法是影响补泻效果的关键因素，采用不同的手法操作，往往达到不同的补泻效果。

另外，许多穴位本身有明确的"补泻"特异性，注重穴位自身的补泻特点，有目的地加以选择有补泻效应的穴位或部位，对于临床治疗疾病有很好的指导意义。如还阳锁多补、雪花盘多泻，千斤塔选用提弹法可补，选用点拨法可泻。

（二）刺激量影响补泻

刺激量是影响常氏点穴疗效的重要因素，正确地把握好手法的刺激量，是提高手法疗效的关键之一。

常氏点穴疗法的补泻，是通过医者手法作用力的大小，速度的快慢以及方向的不同等给机体一定的刺激，激发机体整体与局部的调控功能，从而达到扶正祛邪的目的。

临床实践说明这样一个规律：轻手法为补，重手法为泻。即作用时间较短的重手法刺激，可抑制脏器的生理功能，可谓之“泻”；作用时间较长的轻刺激可活跃兴奋脏器生理功能，可谓之“补”。

手法刺激量的大小是影响补泻的重要因素。补与泻，是反应手法刺激量的矛盾统一体，它是相对的，不是绝对的。不同的手法刺激量可以引起不同的反应，而不同的机体机能状态和病症，对相同的手法刺激量又可以产生不同的反应。手法刺激量的大小是对患者而言的，所以患者对手法的反应敏感度，才是决定手法刺激量大小的基本因素。

对于急证、表证，中病即止，不可过量；对于虚证、慢性病，刺激时间可延长，刺激量可适当加大。

在一般情况下若其他因素相同，则手法的刺激量与手法的压力成正比，如拨法、点法等，压力越大，刺激量越大。手法的刺激量和手法着力面积成反比。如掌推法，压力虽然很大，但由于着力面大而平坦，刺激强度并不大，而指推法着力面积较小，用掌推法同样的压力，可形成强烈的刺激。

受力方式是指手法力量变化的速度。急剧变化的冲击力刺激量大，反应缓和渐进的力刺激量弱。

手法操作时间的长短与刺激量有一定的关系，但临床治疗时手法操作时间的长短与刺激量的大小，很难做出明确的规定。

就手法力度形成的刺激量而言，力度越大，刺激量越大。但力度所形成的刺激量和具体操作者的功力有一定的关系。一般初学者的手法，由于缺乏功力，手法生硬，尽管力度、刺激量较大，但触之皮肤很痛，甚至造成局部损伤，对深层组织不起治疗作用。

第五节　常用的取穴方法

一、体表标志定位法

体表标志定位法是腧穴定位方法之一。体表标志，主要指分布于全身体表的骨性标志。

体表标志定位是指利用五官、毛发、爪甲、乳头、脐窝以及骨节的凸起或凹陷、肌肉隆起等部位作为取穴标志。如将台位于乳头正中，雪花盘位于第 7 颈椎棘突下，二龙眼位于腰眼，会筋位于臀横纹等。

二、骨度分寸法

骨度分寸法，古称“骨度法”，始见于《灵枢·骨度》。本法是以骨节为主要标志测量周身各部的大小、长短，并依其比例折算尺寸作为定穴标准的方法。不论男女、老少、高矮、胖瘦都是一样。如腕横纹至肘横纹作十二寸，也就是将这段距离划成十二个等份，取穴就以它作为折算的标准。

三、手指同身寸法

同身寸针灸取穴比量法，出自《千金要方》。本法是指以患者本人体表的某些部位折定分寸，作为量取穴位的长度单位。

（一）中指同身寸

中指同身寸，是以患者的中指中节屈曲时手指内侧两端横纹头之间的距离看作一寸，可用于四肢部取穴的直寸和背部取穴的横寸。

（二）拇指同身寸

拇指同身寸是以患者拇指指关节的宽度作为一寸，主要适用于四肢部的直寸取穴。

（三）横指同身寸

横指同身寸也叫“一夫法”，是让患者将食指、中指、无名指和小指四指并拢，以中指中节横纹处为准，四指横量作为 3 寸，食指与中指并拢为 1.5 寸。

第六节　诊断方法

一、望诊

望诊在常氏点穴疗法的诊断中占有重要的地位，所谓“望而知之谓之神”。望诊的主要内容是观察人体的神、色、形、态，以推断体内的变化。中医学的长期实践证明，人体外部形态和内在结构（脏腑、筋骨等）有着密切的关系。因此，通过对外部的观察，可以了解整体的病变。诚如《灵枢·本脏篇》所说：“视其外应，以知其内藏，则知所病矣。”

（一）望神

《素问·移精变气论》曰：“得神者昌，失神者亡。”神是人体生命活动的体现，是人体的精神意识、思维活动以及气血、脏腑功能的外在表现。神志清楚，两目精彩，呼吸平稳，语言清晰，面色荣润，反应灵敏，动作自如，称为“有神”，表明精气充足，体健神明，或虽有疾病，而正气未伤，属轻病，预后良好。精神萎靡，目光晦暗，呼吸气微或喘促，面无光泽，动作艰难，反应迟钝，甚则神志昏迷，循衣摸床，撮空理线，称为“失神”，表明患者正气已伤，病情危重，则预后不佳。如为久病、重病，精气极度衰弱的患者，突然出现精神暂时好转的假象，称为“假神”，表明患者病情极为危重，古人将这种现象喻为“回光返照”“残灯复明”，应予以特别注意。

（二）望色

1. 面色　主要是观察面部的气色，包括了面部的颜色和光泽，不同的颜色，反映了脏腑、气血的不同病症，不同的光泽则反映了机体精气的盛衰。气色鲜明，荣润之人，表明无病，或虽有病而气血未衰，病轻；面色晦暗、枯槁之人，表明病变较重，精气已伤。临床上面色皖白、虚浮之患者，多属于阳气虚，可见于大失血后或哮喘患者；面色皖白无华，形体消瘦，多属于血虚；急性病患者突然面色苍白，多属于阳气暴脱，可见于各种原因引起的休克；面色黄者，多属于虚证、湿证；面色红者，多属于热证，满面通红，属实热证，两颧发红，属虚热证；面色青，口唇青紫者多属于气滞血瘀，小儿惊风或癫痫发作时，面色多青而晦暗，疼痛剧烈之患者，面色多青而苍白；目眶周围见黑色者，多见于肾虚证、水饮证、血瘀证等；小儿蛔虫病，面上可出现灰白色圆形的“虫斑”。

2. 肤色　主要是观察皮肤的色泽与外形变化。新伤出血者，肤色青紫，肿胀范围比较集中；陈旧损伤出血时间较长，肤色变黄，肿胀范围比较广泛；损伤后肤色青紫不断加深加大，为内部渗血不止的现象，应注意进一步检查或采取措施。青紫而红应防止继发感染；肤色失去红润而变白者，为血虚或血循受阻；损伤部位肤色紫黑，应防组织坏死。

（三）望形态与体态

注意观察患者的形态变化，可初步了解患者的患病部位、轻重及预后。

1. 形态　骨骼粗大，胸廓宽厚，肌肉充实者内脏坚实、气血旺盛，此类患者手法可大开大合，多易于治疗，病程相对较短且预后良好。骨骼细小，胸廓狭窄，肌肉消瘦者内脏脆弱、气血不足，此类患者较前者复杂，手法宜轻宜缓，病程长且预后不佳。骨瘦如柴，眼窝深陷，动转困难者为重病之人，临证中应慎之又慎。身轻躁动，掀衣去被者多属阳、热、实证，当镇之以静；喜加衣被者，多属阴、寒、虚证，宜提气升阳。四肢抽搐，角弓反张者，多见于肝风内动；脸、唇、指不时颤动者，多为血虚动风；手足软弱，运动不灵活者，多见于痿证。

2. 体态　《灵枢·寒热病》云："身有所伤血出多……四肢懈惰不收，名曰体惰。"指出肢体损伤及受风寒均可导致肢体活动不利，称之为体惰，俗语中亦有"上梁不正下梁歪"之说。注意观察体态，可为诊断提供重要依据。盖因骨骼及筋脉损伤，或因感受风寒致痹、致痿，可出现肢体活动丧失及各种保护性体态。如各种椎小关节紊乱引起的活动受限；小儿桡骨小头半脱位呈前臂旋前，肘半屈曲状态；上交叉综合征出现的高低肩；骨盆紊乱引起的"阴阳脚"；腰椎间盘突出症引起的脊柱代偿性侧弯等。望体态是常氏点穴疗法"望诊"诊断疾病不可缺少的一部分内容，应予重视，临证中灵活掌握。

（四）望舌

《辨舌指南》说："辨舌质，可辨五脏之虚实，视舌苔，可察六淫之深浅。"所以望舌可以反映出人体气血的盛衰、唾液的盈亏、病情的进退、病邪的性质及病位的深浅。望舌时应注意排除因食物或药物染苔所致的假象，还要注意其他因素对舌的影响。正常人为淡红舌、薄白苔，即舌质淡红润泽、柔软灵活，舌苔薄白均匀，干湿适中。常见的病理舌参阅中医诊断相关资料。

（五）望指纹

三岁以下的婴幼儿，可通过望指纹，即观察食指掌面桡侧的浅表静脉的颜色，辨别病情。检查时让家长抱小儿向光，医生用左手拇指、食指握住小儿食指末端，再以右手拇指在小儿食指掌面桡侧从指尖向指根部轻轻推擦几次，指纹即可显见。食指第一节为风关，第二节为气关，第三节为命关，正常时呈浅红，隐现于风关之内。如指纹浮显者为病邪在表，指纹沉隐者为病邪在里。热证多紫红，实证多色深暗滞，虚证多色淡不泽。色青者多见于惊风证和痛证，现于气关者病邪重，达到命关者则病危，延伸至指甲，“透关射甲”者则更为凶险。

（六）望肿胀

《医宗金鉴·外科心法要诀·痈疽总论歌》云：“人之气血，周流不息，稍有壅滞，即作肿矣。”损伤后经脉壅滞即出现肿胀。肿胀严重，明显可见青紫者，可能有骨折或筋断存在；肿胀较轻，稍有青紫或无青紫者多属轻伤。

（七）望肢体的活动功能

望肢体的活动功能，对常氏点穴伤科适应证的诊断尤为重要，肢体活动功能正常时肢体各部位主动运动角度，读者可自行翻阅相关书籍。

（八）望畸形

严重的骨折、脱位及其他损伤，肢体或躯干可呈现出各种畸形。如肩关节脱位的方肩畸形；髋关节脱位的下肢外展或内收畸形；强直性脊柱炎的后突强直畸形；腰椎间盘突出的脊柱侧弯畸形等。另外还有生长发育畸形等。

二、闻诊

闻诊主要包括两个方面，即听声音和嗅气味。

听声音包括语言、呻吟、呼吸、咳嗽、呕吐等。声音柔和圆润，则说明元气和肺气充沛；言语声音低微，时断时续，多为元气亏损；声音高亢洪亮，呼吸气粗，多为实证；声音低弱，呼吸微弱，多为虚证。患者有呻吟者，多有疼痛、不适，或精神烦躁。叹息多因精气抑郁，肝气不舒。

嗅气味主要嗅呕吐物、二便、呼吸气或其他排泄物的气味。血腥味多见于呕血、咯血等大出血的患者；排出物气味酸腐臭秽者多属实热证；微有腥臭味者多属虚寒证。

三、问诊

问诊是常氏点穴疗法四诊中非常重要的一环,《景岳全书·传忠录》定问诊为“诊治之要领，临证之首务”。《素问·征四失论》亦曰:“诊病不问其始，忧患饮食之失节，起居之过度，或伤于毒，不先言此，卒持寸口，何病能中?”本节探讨的是常氏点穴疗法适应证的相关问诊，一般问诊请读者自行翻阅有关书籍，在此不做过多赘述。

（一）问一般情况

《素问·疏五过论》曾明确指出，诊病相关的五种过失中就有“四过”与问诊病史采集不全或不当有关。包括患者性别、年龄、籍贯、居住环境、气候、职业、性格、作息、二便等都应作为了解疾病本质的重要信息。正所谓“圣人之治病也，必知天地阴阳，四时经纪；五脏六腑，雌雄表里；刺灸砭石，毒药所主；从容人事，以明经道；贵贱贫富，各异品理；问年少长，勇怯之理；审于分部，知病本始；八正九候，诊必副矣”。

1. 性别、年龄

（1）性别：常发祥老师从事多年临床后发现，门诊中从整体发病看，女性多于男性，这可能与婚育经产及其他妇科疾病有关，如怀孕、闭经、小产等。大抵女性患此类病症，相较于男性，更易耗伤气血，肝肾日渐失养，致筋骨失衡。也有人认为，女性患者其疼痛耐受度较低。

（2）年龄：一般幼年阶段发病多为先天疾患（如小儿肌性斜颈、足内翻等），多因先天禀赋不足所致；或是外感邪气、内伤饮食所致的呼吸、消化系统疾患。少年期，除常规内科疾病外，发病大多与外伤有关（关节周围的软组织损伤居多）。青壮年期，除常规内科疾病外，大多也与运动、外伤有关，筋与骨的损伤退变相对较轻微，但由于学业或工作繁重，引发的症状变数较大，疗效较不稳定。中年期，筋骨渐衰，劳损日重，局部损伤及退变居多。由于工作及家庭负担渐重，引起损伤的不确定因素增多，导致症状不稳定，疗效不易巩固。暮年时，气血亏虚，肝肾精气日耗，复感外邪，其发病多为广泛的、程度较重的筋伤及骨病，其症状与体征多有不符之处，筋骨失衡现象较为突出，疗效显现缓慢。

2. 籍贯、居住环境、气候

（1）籍贯、居住环境：一方水土养一方人，但是一方水土也造就了一方病。正如《素问·异法方宜论》中所述，五方地势、地形、地质、气候、民俗、物产等皆不相同，故所患疾病也不相同。如“中央者，其地平以湿，天地所以生万物也众。其民食杂而不劳，故其病多痿厥寒热，其治宜导引按蹻，故导引按蹻者，亦从中央出也。”

（2）气候：天之六气更伤五脏，寒冷潮湿等刺激，如感冒、受凉、阴雨潮湿环境等，常会引起筋骨病。如北方的初春（暖气刚停）和雨季，南方的冬天或梅雨季节，常见人群易患风、寒、湿邪引发的各类型痹痛。

3. 职业

（1）久坐办公室人员，如从事计算机行业人员等，其肌肉、筋骨协调性差，易患各类型的慢性劳损，疗效也不易稳定。

（2）服务行业人员，如快递员、清洁工、餐饮服务员等，这类人群每日长时间从事简单劳作，容易出现关节疲劳损伤。

（3）重体力工作者，如农民、搬运工、厂矿工人等，这些人群大多不看病，一般损伤多放任不管，故常有损伤的积累。这时，可因简单的诱因（如打喷嚏、弯腰系鞋带等）引发较大的损伤。

（4）特种职业，如运动员、理发师、厨师、小提琴演奏家等，这类职业因不当的运动或姿势，容易导致劳损和意外。比如，小提琴演奏家习惯把乐器靠在左肩，身体左倾，长时间的积累，易引发左侧颈部筋骨失衡，致劳损，此类特征性的不平衡损伤比较突出。

4. 性格　临床中，我们经常遇到焦虑、烦躁、失眠、更年期综合征、恐惧之类的病患，此类患者，比其他患者更易患颈椎病。主要见于更年期妇女、久病患者、焦虑症患者等，治疗更为困难，疗效极不确切。相比之下，心态平和的患者更易于治疗。

5. 作息　如经常加班、应酬、出差、久行、久立、久坐、久卧等人群，相对于起居有常的患者，治疗上又添加了不少难度系数。

6. 二便　对脊柱、骨盆、腹部损伤疾病，应询问其大小便的次数、量、颜色等。如肾气虚腰痛患者，小便清长、次数多；湿热腰痛者，小便色黄、混浊；瘀血腰痛者，大便闭结等。对尾骨骨折移位者，要询问其大便是否困难、形状有无改变等。

（二）问疼痛

伤科疾病最常见的症状是疼痛、畸形、肿胀和活动障碍等。在询问病史时，应耐心倾听患者叙述其症状表现及其妨碍生活及工作的程度等。

1. 疼痛

（1）部位：有些疾病，表现出的疼痛区域为发病部位的周边延伸，如下腰部椎间盘突出症，疼痛自腰部沿股部后侧放射到小腿至足部；髋关节痛则沿股内侧放散到膝部等。

（2）性质：胀痛，痛而有胀感，多为气滞。刺痛，疼痛如针刺锥穿，多为瘀血所致。冷痛，疼痛有冷感而喜暖，多为寒邪伤阳。灼痛，疼痛有灼热感而喜冷，多为火邪窜入经络所致。绞痛，痛势剧烈如刀绞，有形实邪阻碍气机。隐痛，疼痛不剧烈，但连绵不止，多因精血不足、阳气不足、筋脉失养所致。重痛，疼痛并有沉重感，多是湿邪困阻气血所致。空痛，多因气血精血亏虚所致。掣痛，经脉失养，多与肝有关。

（3）时间：如劳损性疾病的疼痛，在休息时减轻，活动时加重；增生性关节炎则与此相反；受过损伤的肢体由于感受风寒湿邪，多在冬春季节或天气变化时疼痛。只有详细地询问了解疼痛的特点，再结合各方面检查结果的分析，对诊断才有比较正确的估计。

2. 畸形　肢体畸形多由骨关节的破坏、移位、增生或筋肉组织的瘫痪、挛缩所致。应详细询问畸形发生的时间及演变过程。

3. 肿胀　须询问肿胀出现的时间。感染性疾病是先有肿后有痛；外伤性疾病则是先有疼痛后有肿胀。如有增生的肿物，更须询问是先有肿物，或是先有疼痛，肿物增长速度如何。

4. 活动障碍　要详细询问活动障碍的具体情况。如肩周炎患者必然肩关节活动时疼痛、受限；腰椎椎管狭窄症、腰椎滑脱患者出现间歇性跛行；股骨颈嵌入型骨折，患者仍能跛行或骑自行车；有些单纯的轻度腰椎压缩性骨折，患者仍能坐立或行走。对这样的病例，应特别注意询问其受伤的现场情况，从而了解其受伤机制，并认真检查，才不致漏诊。对合并有脊髓或周围神经损伤的脊髓骨折、脱位患者，要询问瘫痪症状是出现在受伤当时，还是出现于经过搬动及处理之后，以便判断造成这种合并症的真正原因及时间。

四、触诊

触诊又称摸诊，是常氏点穴疗法四诊中重要的检查方法。清代《医宗金鉴·正骨心法要旨·手法总论》云："以手扪之，自悉其情。"浅表病变在摸查时不要过于用力，肌肉深层必须用中等以上的力量才能找到痛点，骨骼损伤往往用力较重才能发现。

（一）常用触诊法分类

常发祥老师在临床中常用的是拇指触法、两指触法和单掌触法。具体操作如下。

1. 拇指触法　一手拇指指腹桡侧在患处与纤维（肌肉、韧带等）走行方向一致，或与脊柱纵轴方向垂直，按次序依次左右分拨、按、摸。本法适用于全身各部位（图 1-6）。

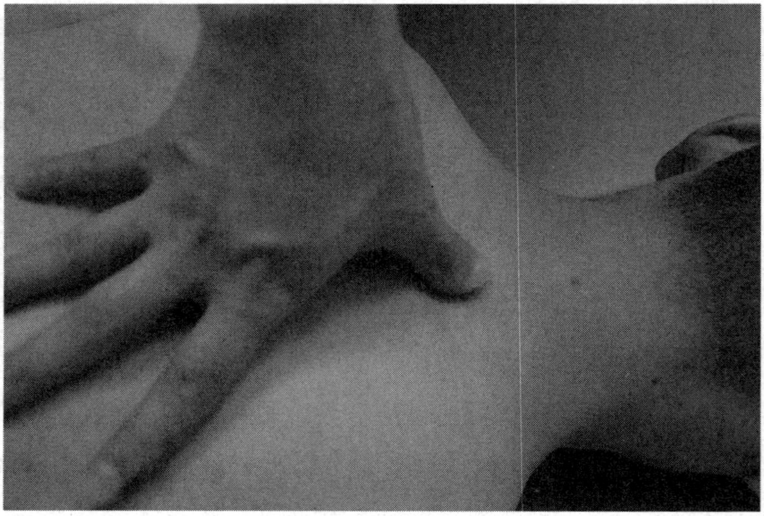

图 1–6　拇指触法

2. 两指触法　一手食指、中指指腹螺纹面为着力点，余三指内扣，手型呈倒“八”字式，沿棘突两侧，迅速滑动。本法多用于检查脊柱部（图 1–7）。

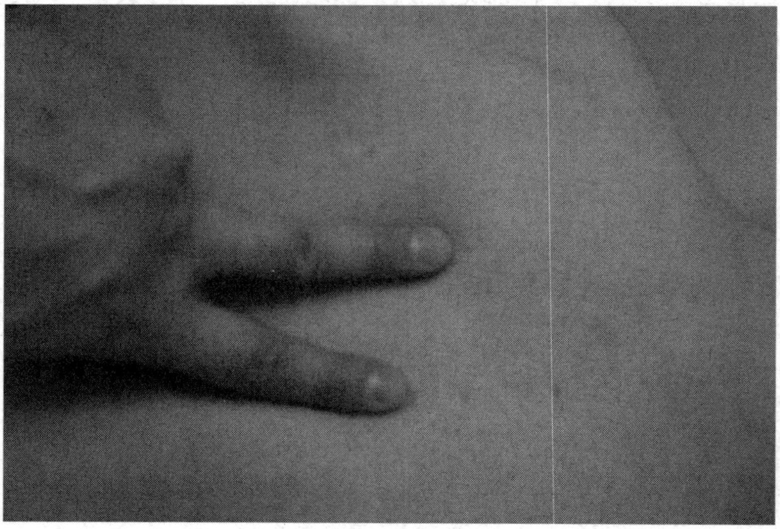

图 1–7　两指触法

3. 单掌触法　一手轻放检查部位，利用掌指关节、腕关节协同作用，进行柔和的滑动触摸，边滑动，边按压，程度由浅至深、由轻至重。本法多用于接触面积大、肌肉丰厚的部位（图 1–8）。

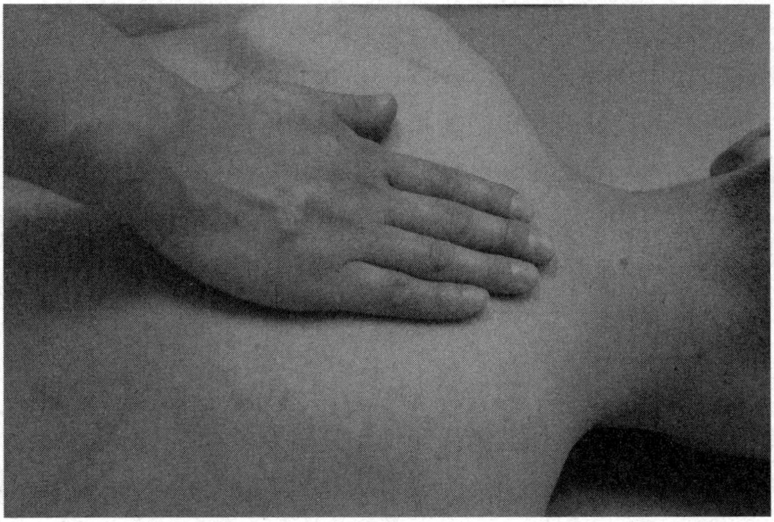

图 1–8　单掌触法

（二）触诊要点

1. 触皮肤　皮肤的温凉，一般可以反映体温的高低，这直接反映了病症的内在虚实变化。如感受风邪的痛症患者，皮下紧致；感受寒邪的患者皮肤欠温等。另外，皮肤的润燥，可以反映有汗、无汗和津液是否耗伤，如皮肤湿润，多属津液未伤；皮肤干燥而皱缩，是伤津脱液，气阴大伤；久病皮肤十分干燥，触之刺手，称为肌肤甲错，为阴血不足瘀血内结。皮肤按之凹陷成坑，不能即起的是水肿；皮肤臃肿，按之应手而起者，为气肿，虚胖。

2. 触痛点　触疼痛点和压痛部位。患者主诉某一部位疼痛，很难反映出其病变部位的具体情况，必须依靠触诊，并要反复触摸，才能了解清楚。在触诊时应分清主要痛点和次要痛点，在治疗过程中，主要痛点和次要痛点会相互转化，应反复触摸，及时把握关键所在，才能正确指导临床治疗。压痛的范围、部位、程度如何，可用来鉴别是伤筋还是伤骨。压痛明显而尖锐者，多为骨折；压痛较轻，范围广泛者，多为伤筋。

3. 触肿胀　肿胀较硬，肤色青紫者，为新鲜损伤；损伤日久，瘀血凝滞不化，亦可肿胀而硬。肿胀较软，青紫带黄者，为陈旧损伤；新鲜损伤溢于脉外之血，瘀于皮下或由里及表，亦可肿胀而软。需根据病史结合损伤的深浅、演化，进行诊断。

4. 触畸形　触摸患部出现的高凸、凹陷等畸形，可以判断骨折和脱位的性质、位置、移位情况，以及骨折复位是否平整。

5. 触异常活动　四肢长管状骨损伤，不能活动的部位而有异常活动，表示有骨折存在。已经确定的骨折患者，断端仍有异常活动，表示骨折尚未连接。各关节出现的异常活动，多表示相应韧带的完全断裂。

（三）触诊的练习

1. 熟悉人体各部位的解剖结构和相互关联　多看看人体的骨架、肌肉，熟知每处骨骼的形态及附着肌肉，肌肉走向，起止部位，功能，深筋膜的包裹走行。然后在人身体上练习时，搭手便知手下是何组织、功能形态，有此基础，方可事半功倍。

2. 手部触诊敏感度的练习　就像练习脉诊一样，手的敏感度在触诊之中非常重要，平时可以多尝试轻摸衣服皱褶，摸桌椅棱角，摸麻将，摸正常人体骨架、肌肉、韧带，遇到患者，先静心去摸一摸。触诊是功夫，需要积累，需要反复体验和印证，才能逐步提高。

3. 心手相合　在触诊时，首先要明白手下是组织，是何形态，可以先试着慢慢从身体一个个关节肌肉触起。就像常发祥老师所言，问诊和触诊结合起来，两者对照细细体会不同，渐渐活动患处，体会动中异感，心里去想，这是什么问题，此问题会有何症状，会牵连到何处，问患者验证寻因，反反复复如此练习，逐渐可以以手当眼，一摸便知流转，形成完整体系。

4. 知常达变　触诊要知组织常态，并要牢记于心、牢记于手，一旦临证，方能清楚手下异常。对异常病态组织的触诊学习也是一个艰难的过程，在正骨心法要旨里面就有筋强、筋柔、筋歪、筋正、筋断、筋走、筋粗、筋翻、筋寒、筋热之不同，只有多练多悟，反复验证。

5. 结合习武练武　以前伤科医生，多从武林出身，多年习武，对人体骨架形态认知程度非常高。如太极拳的习练，一方面可以增强手部的敏感度，提高触诊的准确率；另一方面，可以让医者从内入手，了解人体结构运动规律，久习可以改善自身结构功能，医武是相通的。

第二章　常氏点穴常用穴位

一、头项部穴位

广盖

【定位】在头部，前发际正中直上 6 寸；或前发际正中与后际正中连线的中点处（图 2–1）。

【手法】中指点法。

【功能】醒脑，补中益气。

【主治】头痛，头晕，昏厥，脱肛，泻痢。

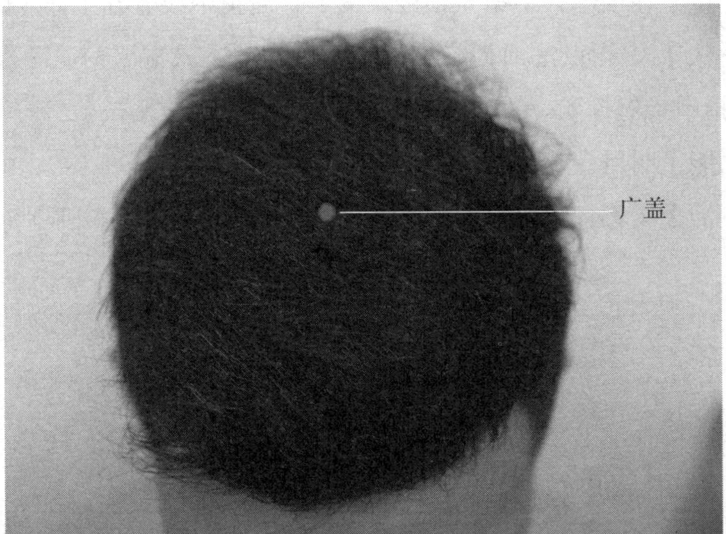

图 2–1　广盖

会中

【定位】在面部，鼻唇沟上 2/3 与下 1/3 的交界处（图 2–2）。

【手法】拇指点法。

【功能】开窍，醒脑。

【主治】中风，昏厥，惊风，烦躁口渴。

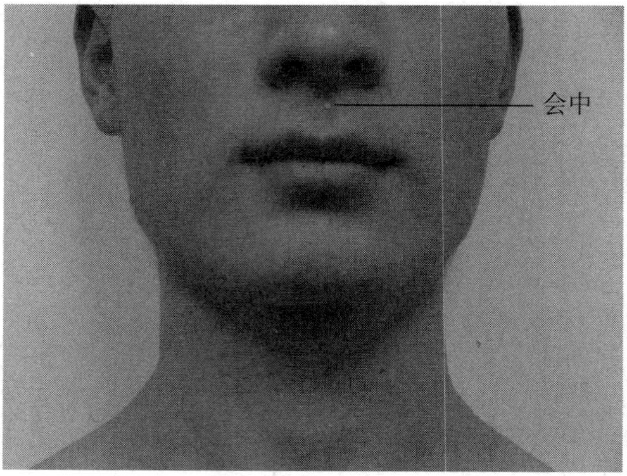

图 2–2　会中

后风

【定位】在项部，平第 4 颈椎棘突下，后正中线旁开 1 寸（图 2–3）。

【手法】中指点法或拇指、食指提弹法。本穴取穴时，手型取拇指食指或拇指中指对捏状。

【功能】明目，疏风，解表，强筋。

【主治】感冒，视物不清，头背项强，腰痛，落枕，口眼㖞斜。

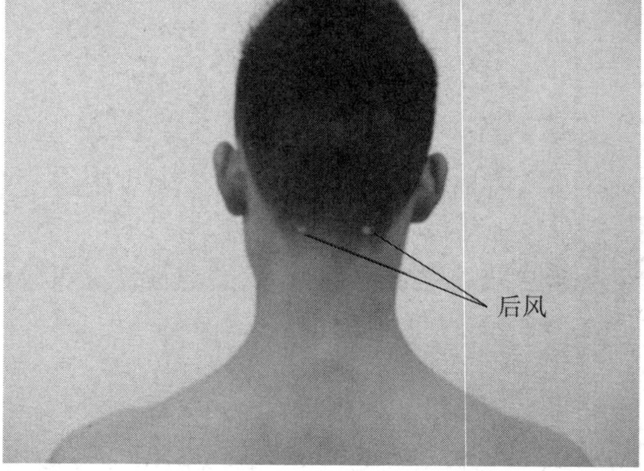

图 2–3　后风

二、上肢部穴位

塔埃

【定位】锁骨肩峰端外缘，三角肌中束起点处（图 2–4）。

【手法】拇指或中指点法。

【功能】疏风散寒，活血化瘀。

【主治】漏肩风，手臂困沉，手指麻木，偏枯。

前腕

【定位】在腋部，腋前线上，腋前缘与胸大肌交会处（图 2–4）。

【手法】拇指、食指、中指提弹法。操作本穴时，患者应稍外展手臂，充分暴露本穴。

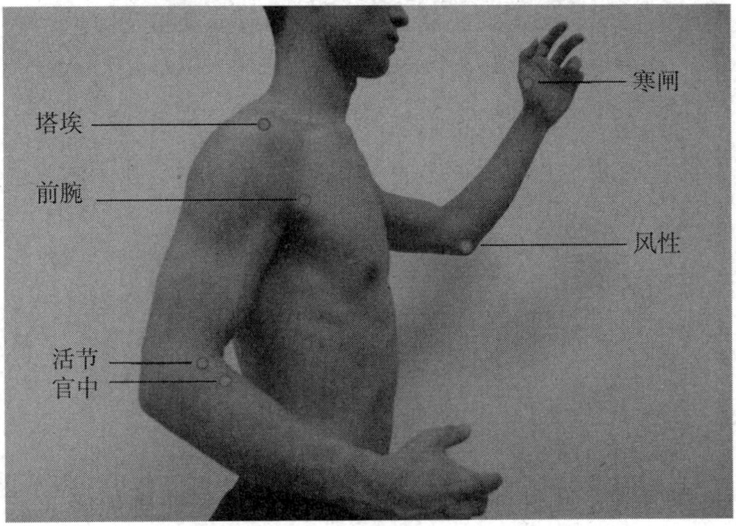

图 2–4　上肢部穴位

【功能】补肝益肾，活血化瘀。

【主治】乳痈，调经，漏肩风，小儿遗尿，上半身跌打损伤。

后腕

【定位】在腋部，腋后线上，腋后缘与背阔肌交会处（图 2–5）。

【手法】拇指、食指、中指提弹法。操作本穴时，患者应稍外展手臂，充分暴露本穴。

【功能】通经活络。

【主治】漏肩风，腰痛，小儿遗尿，上肢后侧麻木酸困。

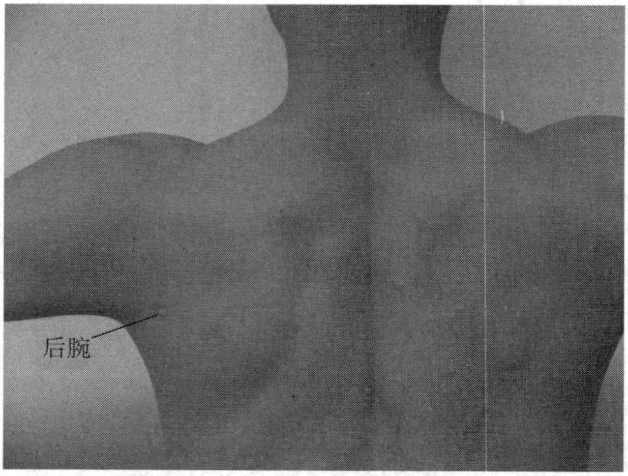

图 2–5　后腕

风性

【定位】在肘内侧，尺骨鹰嘴与肱骨内上髁之间凹陷处（图 2–4）。

【手法】中指点法或点拨法。

【功能】舒筋活络。

【主治】手指屈伸不利，手臂麻木，漏肩风，跌打损伤。

活节

【定位】在肘部，肱骨外上髁内缘下 1 寸，肱桡肌内侧缘起点处（图 2–4）。

【手法】拇指点拨法。

【功能】温经通络，活血止痛。

【主治】落枕，漏肩风，上肢麻木，五指屈伸不利。

官中

【定位】在前臂桡侧，肘横纹下 2 寸（图 2–4）。

【手法】拇指点拨法。

【功能】活血化瘀，通经止痛。

【主治】落枕，漏肩风，手指麻木，五指屈伸不利。

寒闸

【定位】第 1 掌骨桡侧中点，大鱼际肌肉隆起处（图 2–4）。

【手法】拇指点法或拇指、中指提弹法。

【功能】除风止痛。

【主治】偏正头痛，落枕，漏肩风，牙痛。

三、躯干部穴位

雪花盘

【定位】在项部，第 7 颈椎棘突下凹陷中（图 2–6）。

【手法】拇指或中指点法。

【功能】疏风解表，清热解毒。

【主治】感冒，发热，脊背项强。

千斤塔

【定位】在肩上，乳中直上，雪花盘与肩峰端连线的中点处（图 2–6）。

【手法】中指点法或拇指与食指、中指提弹法。

【功能】祛风活络，镇静止痛。

【主治】失眠，血压不稳，头痛，腰痛，肩疼，手臂麻木，乳痈。

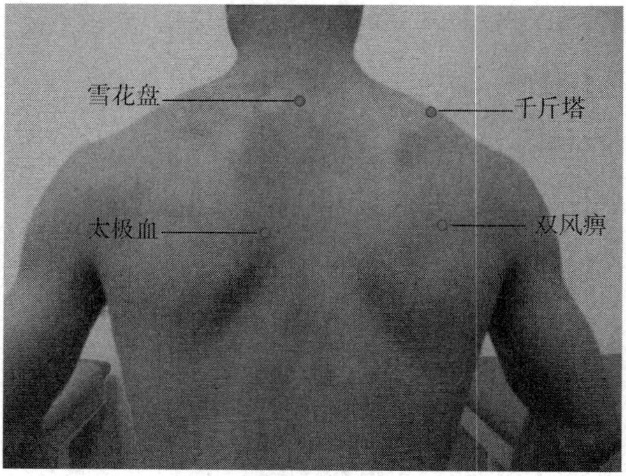

图 2–6　肩背部穴位

太极血

【定位】在背部，肩胛骨内侧缘，平肩胛下角，第 5 胸椎棘突下旁开 2 寸（图 2–6）。

【手法】拇指点、拨法或拇指、食指、中指提弹法。

【功能】安神补心，通经活络，平肝补肾。

【主治】缩颈，颈项强直，漏肩风，腰痛，失眠，心慌，胸闷，月经不调，小儿遗尿。

双风痹

【定位】在肩胛部，冈下窝中，肩胛冈与肩胛下角连线的上 1/3 与下 2/3 交点处（图 2–6）。

【手法】拇指、中指点法。

【功能】疏风散寒，活血化瘀，催吐。

【主治】漏肩风，手指麻木，跌打损伤，胃满，食滞。

血盆

【定位】在颈外侧，锁骨上窝中央凹陷处，前正中线旁开 4 寸（图 2–7）。

【手法】拇指点法。

【功能】活血化瘀，散瘿，除风。

【主治】牙痛，头痛，头晕，面痉挛，斜颈，落枕，淋巴结核。

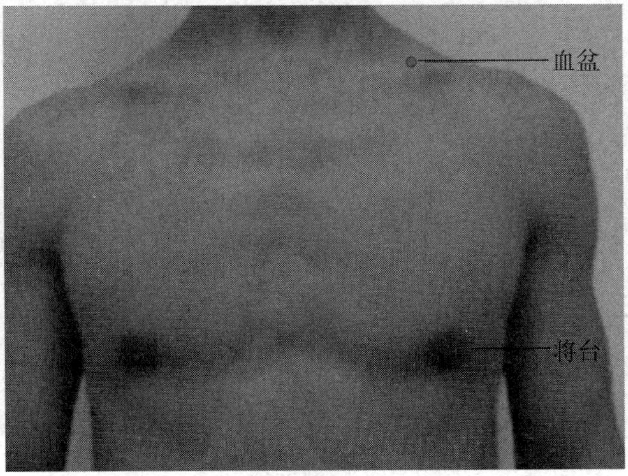

图 2–7　胸腹部穴位

将台

【定位】在胸部，平第 4 肋间隙，乳头中央（图 2–7）。

【手法】药酒火功。

【功能】活血化瘀，消炎止痛，通乳。

【主治】急、慢性乳痈，乳头破裂，乳腺增生。

腰柱

【定位】在体侧，肚脐水平线与腋中线的交点处（图 2–8）。

【手法】拇指、食指、中指呈“钳”状弹拨。

【功能】活血化瘀，除风散寒，舒经通络。

【主治】跌打损伤，急性气滞腰痛，遗尿，尿频，痹证。

腰穴

【定位】在腰部，第 2 腰椎棘突下，后正中线旁开 2 寸（图 2–8）。

【手法】中指或拇指点法。

【功能】补肾壮阳。

【主治】遗精，遗尿，阳痿，腰痛，腿疼。

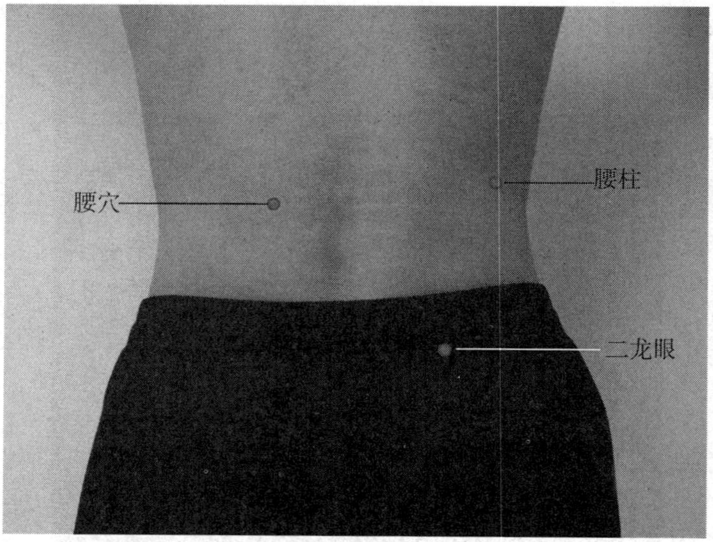

图 2–8　腰部穴位

二龙眼

【定位】在腰部，第 4 腰椎棘突下，后正中线旁开 3.5 寸凹陷中（图 2–8）。

【手法】拇指、中指点法。

【功能】通经活络，补肾壮阳。

【主治】下肢痿痹，腰痛，遗尿，月经不调，泄泻。

血海

【定位】在腹部，脐中旁开 2 寸（图 2–9）。

【手法】拇指、中指弹拨法。

【功能】舒筋行气，活血化瘀，补肾。

【主治】肝阳上亢眩晕，月经不调，经行腹痛，腹痛、腹胀，腰痛，遗尿，尿频。

阴户血

【定位】在腹部，耻骨联合部，前正中线旁开 2 寸（图 2–9）。

【手法】拇指点法。

【功能】通经活血，补肾。

【主治】遗尿，尿频。

魁星

【定位】在髋部，髂前上棘前下方，位近缝匠肌起点处（图 2–9）。

【手法】拇指、食指、中指呈“钳”状弹拨。

【功能】温经通络，活血化瘀。

【主治】腰腿疼，下肢痿痹，偏枯，腿脚不能抬。

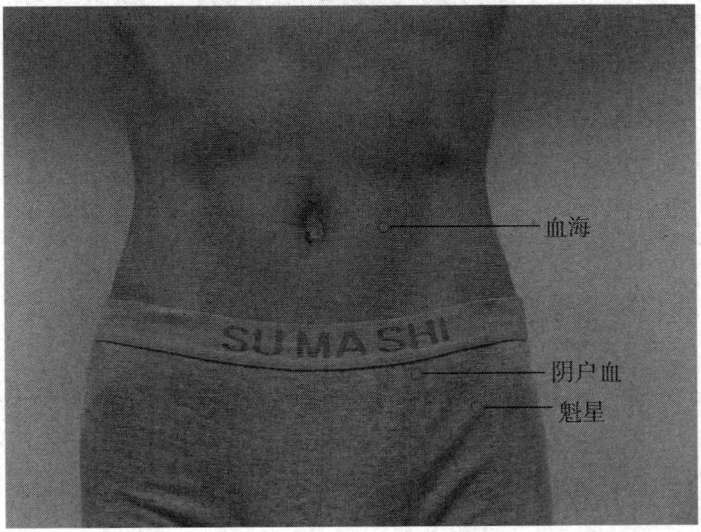

图 2–9　腹部穴位

四、下肢部穴位

会筋

【定位】在大腿后侧，臀部横纹线的中央（图 2–10）。

【手法】弹拨法。

【功能】温经通络。

【主治】腰腿痛，下肢麻木。

金丝道

【定位】在臀部，股骨大转子与骶骨裂孔连线的外 1/3 与中 1/3 交点处（图 2-10）。

【手法】拇指点拨法。

【功能】舒筋活络。

【主治】腰腿疼痛，下肢痿痹。

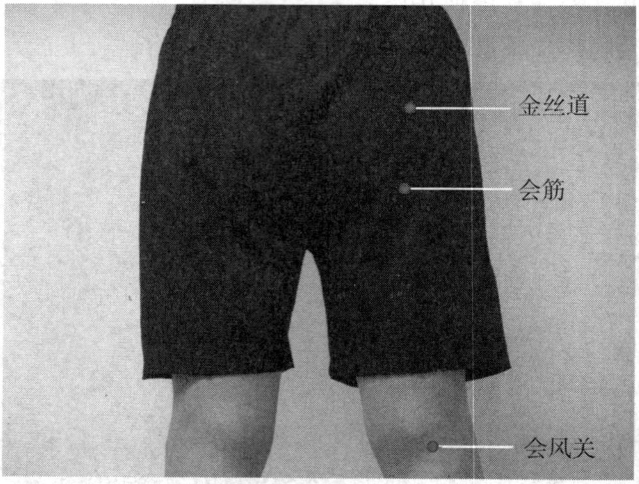

图 2-10　臀部穴位

会风关

【定位】腘横纹中点，股二头肌肌腱与半腱肌肌腱之间（图 2-10）。

【手法】拇指点拨法。

【功能】温经通络。

【主治】膝关节屈伸不利，腿疼，跌打损伤。

海棠

【定位】在大腿内侧，髌底内侧端上 3 寸（图 2-11）。

【手法】拇指、食指、中指呈“钳”状弹拨法。

【功能】补气养血。

【主治】腰腿酸困、疼痛，膝关节屈伸不利，转筋。

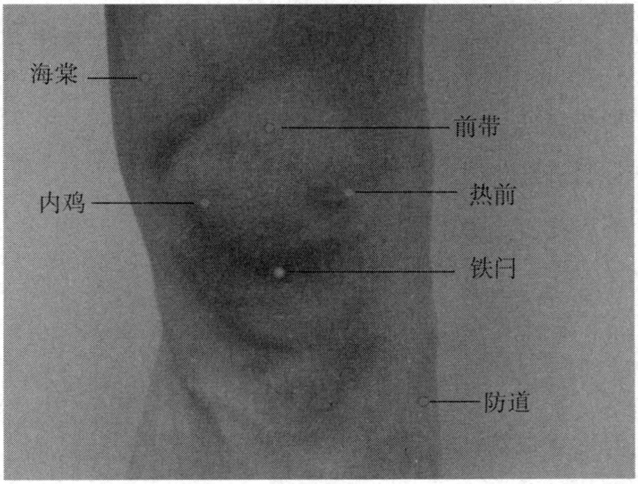

图 2–11　膝部穴位

前带

【定位】在膝部，髌骨上缘（图 2–11）。

【手法】拇指点法。

【功能】强筋壮骨。

【主治】上楼膝痛，腰膝酸软。

热前

【定位】在膝部，髌骨外侧缘（图 2–11）。

【手法】拇指点法。

【功能】舒筋通络。

【主治】膝关节屈伸不利，下肢痿证，跌打损伤。

内鸡

【定位】在膝部，髌骨内侧缘（图 2–11）。

【手法】拇指点法。

【功能】通经活络。

【主治】痿证，跌打损伤。

铁闩

【定位】在膝部，髌骨下缘，髌韧带附着处（图 2–11）。

【手法】拇指点法。

【功能】补肾养肝。

【主治】下肢痿证，跌打损伤，下楼腿疼。

防道

【定位】小腿外侧，腓骨小头直下 1 寸（图 2–11）。

【手法】拇指点拨法。

【功能】补肾健脾，通经止痛。

【主治】足内翻，肌肉萎缩，跌打损伤。

还阳锁

【定位】在小腿后侧，腓肠肌肌腱与肌腹连接处下 2 寸（图 2–12）。

【手法】拇指点法。

【功能】补气醒神。

【主治】腰腿疼痛，昏厥，低血压。

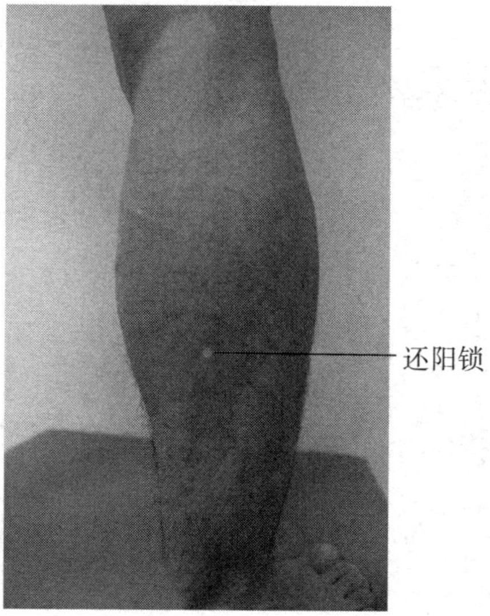

图 2–12 还阳锁

曲道

【定位】在足跟部，跟腱止点处（图 2–13）。

【手法】拇指点法。

【功能】温经活络。

【主治】下肢麻木，下肢恶冷，跌打损伤。

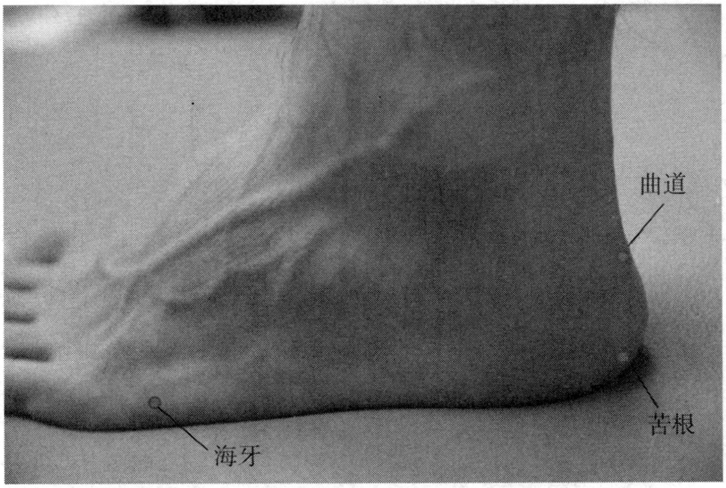

图 2–13　足部穴位

苦根

【定位】在足底部，跟腱移行处（图 2–13）。

【手法】中指点法。

【功能】补肾。

【主治】肾气下陷引起的脚跟痛，腰痛，腰膝酸软。

海牙

【定位】足部外侧，第 5 跖趾关节后方赤白肉际处（图 2–13）。

【手法】拇指点法。

【功能】活血止痛，温经。

【主治】踝关节扭伤，下肢寒冷，昏厥，压痛。

附：原始穴位图谱

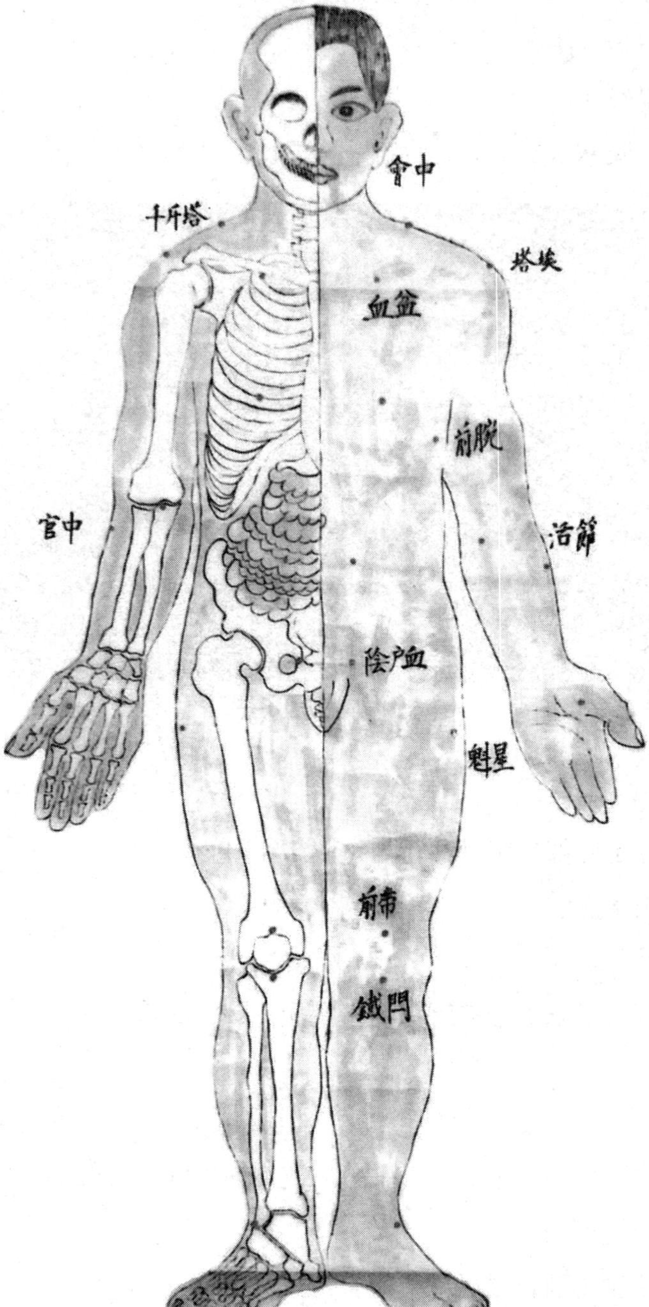

國術點穴療法圖一

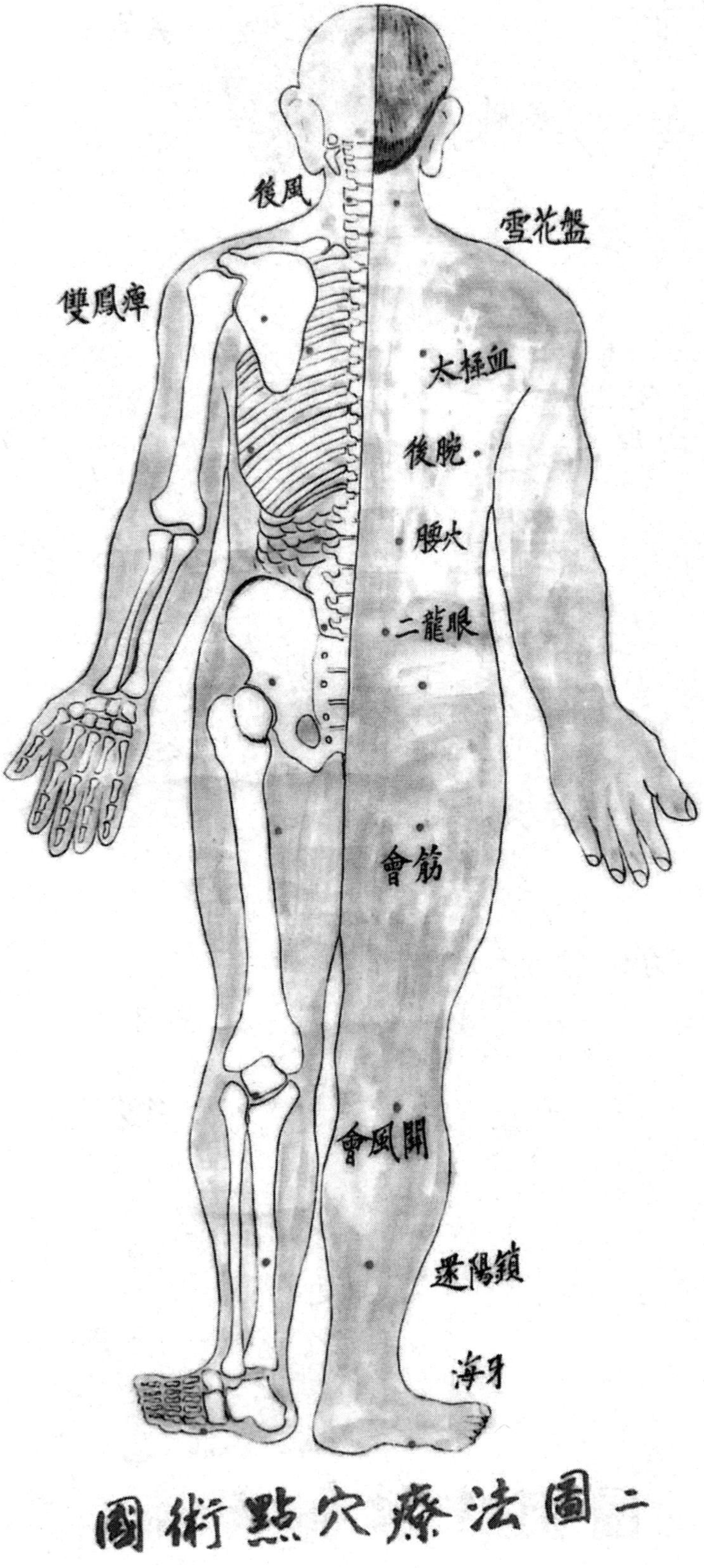

圖術點穴療法圖二

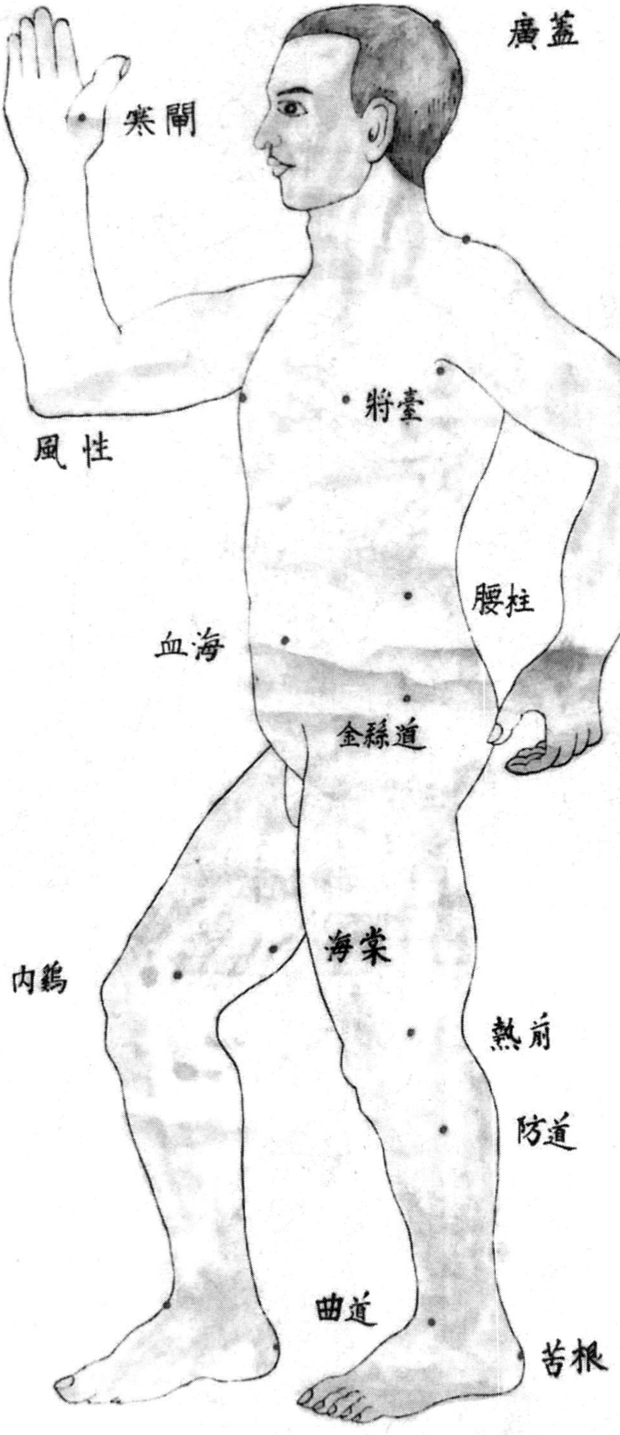

國術點穴療法圖三

中篇

手法篇

第三章　常氏点穴常用手法及操作

第一节　手　法

一、点法

（一）操作

以指端或大鱼际用点压的形式刺激特定部位的方法即为点法，也称为点穴。常氏点穴正是因此法而冠名，素有“点其外达其内”之说。临床中，本法操作收放随心，可轻可重，适用于常氏点穴疗法中除将台穴外的所有穴位。点穴时可用拇指、中指或大鱼际点按穴位。

1. 拇指点法　施术者一手拇指伸直，指腹定位于体表操作部位，余四指自然放松，轻触皮肤，作为支点，肩背部发力，手臂伸直，将力量沿肩臂一线传至指腹，以拇指指腹点压治疗部位（图 3–1）。

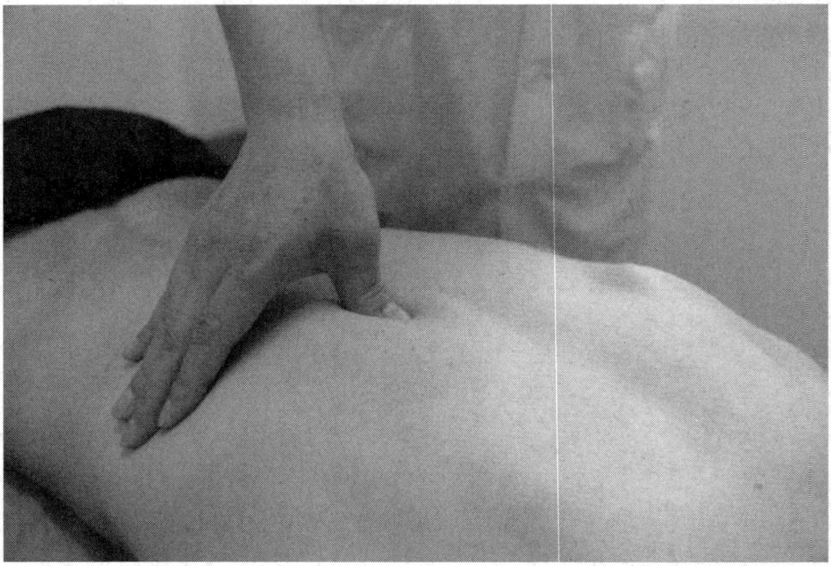

图 3–1　拇指点法

2. 中指点法　施术者中指伸直，其他手指微屈，前臂用力，将力量传至指腹，以中指指腹点压治疗部位（图 3–2）。如治疗高血压时，用中指点千斤塔穴，背部如负重物，操作时患者有酸痛感并向下放射。

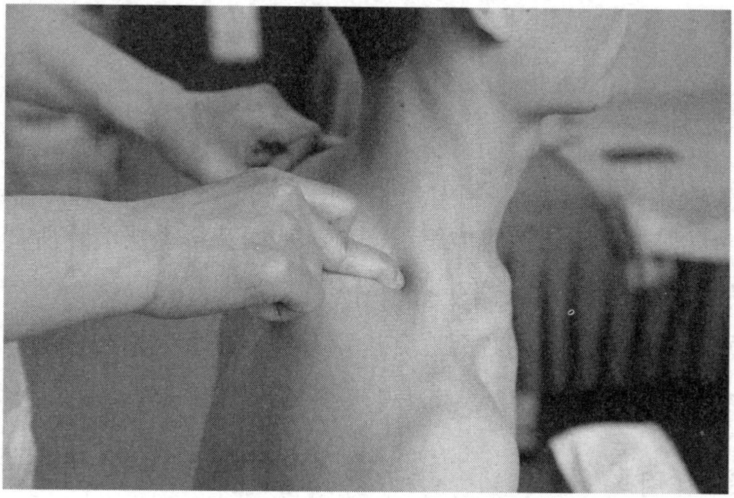

图 3–2　中指点法

3. 大鱼际点法　施术者以大鱼际为着力点，在患者体表做轻柔和缓的点按、点揉（图 3–3）。本法适用于急性病，着力点较大，手法宜轻宜快，速度每分钟 50 次为宜。在做点法时还可借用器械点按治疗部位，如用木针点按足底穴位。

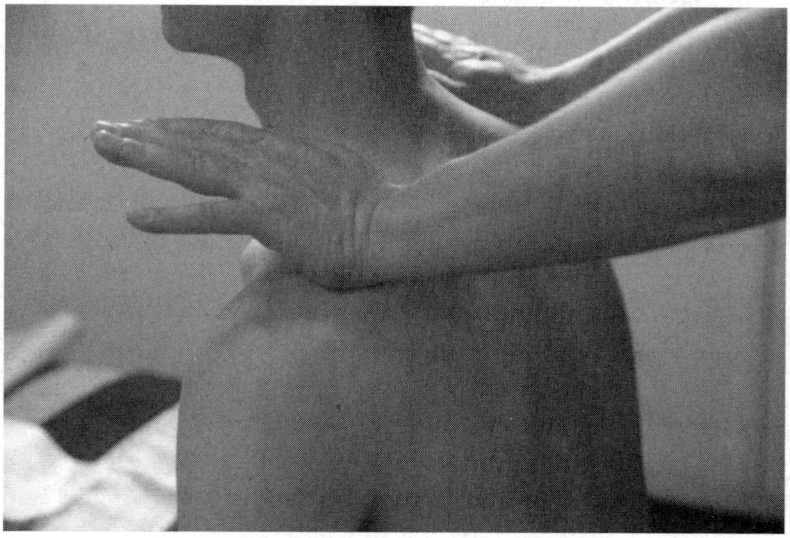

图 3–3　大鱼际点法

（二）动作要领

（1）点穴时应注意力量的传递，其发力应柔和有力。

（2）手指应保持一定姿势，避免手指过伸、过屈或患者因疼痛躲闪，造成损伤。

（三）要求及注意事项

（1）取穴宜准，用力宜稳。准确取穴后，发力要由轻到重、平稳持续用力，使刺激充分到达肌体组织深部，从而获得手法治疗所特有的“得气”效果。其发力过程为“轻—重—轻”。

（2）不可使用暴力或蛮力。突然发力或突然收力施用点法，均会给患者带来较大的不适和痛苦。发蛮力则患者施术部位或穴位易紧张抵抗。

（四）作用

本法具有补益、活血化瘀、开郁闭塞等作用，对于急、慢性痛症常有立竿见影之效。

二、弹法

本法分为提弹法和滑弹法。

（一）提弹法

1. 操作　术者用拇指和食指呈“钳”状，以两指指腹在固定的穴位上弹动，弹法如空中走线、如抚琴弦，患者感觉酸困、麻胀或像触电一样。它具有除风散寒、解除痉挛、缓和疼痛、活血化瘀的作用。如操作魁星、前腕、后腕、太极血等穴位。本法刺激性较强，不可往返弹拨。

或术者用拇指、食指、中指呈“钳”状，以三指指腹在穴位、伤部或其邻近部位（肌腱或肌肉）处，提而弹之，迅速放开（图 3–4）。

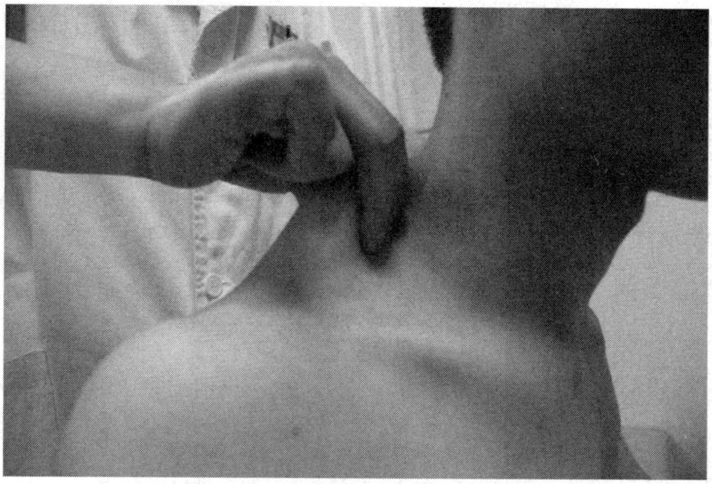

图 3–4　提弹法

2. 动作要领　本法先提而后弹，用拇指与食、中两指将肌肉或肌腱拿住提起，通过关节的屈伸，产生弹击力，再弹性收回。其发力如抚琴弦、如空中走线，其收回的力多过于发出的力。瞬间的刺激应使患者患处整条肌腱都有被弹动的感觉。本法力度轻重随心，虚实病症，皆可应用。

（二）滑弹法

1. 操作　术者用拇指或食指、中指指腹固定在穴位或体表特定部位上，轻触皮肤，渐进沿皮下疏理至骨皮质间，找到所要操作的肌腱或肌肉。手腕灵动发力，瞬间点压后弹起并滑动定点的肌腱或肌肉（图 3–5）。

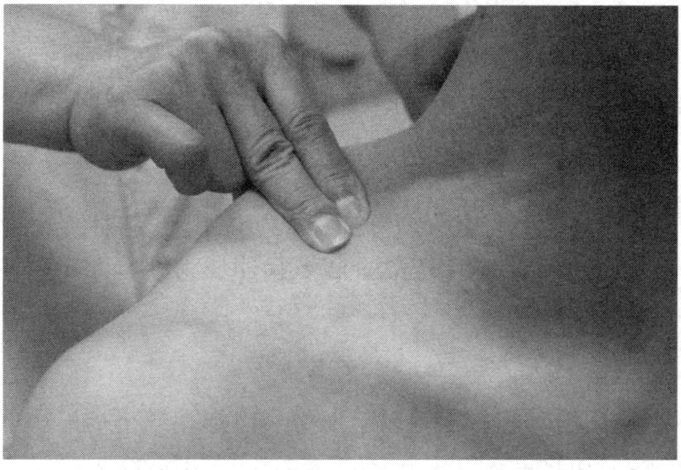

图 3–5　滑弹法

2. 动作要领　本法手指轻压而后弹，通过腕关节的灵活摆动，将力量传至手指，弹动的过程中，指腹从肌腱或肌肉上轻划而过。本法收回的力多于发出的力。瞬间的刺激应使患者患处整条肌腱都有被弹动的感觉。本法力度轻重随心，虚实病症，皆可应用。

3. 要求及注意事项

（1）“提”时，先下手轻触操作部位，以指下触及肌肉或肌腱且有滑动感为度。

（2）“提”起时应是瞬间之爆发力，继而轻弹，一滑而过。“手指见面”则伤人。

（3）不可回手、连续操作，避免损伤。

4. 作用　提纲挈领，舒筋活络，解痉止痛。

三、叩法

（一）操作

术者用指端着力或握空拳状，以小指尺侧部分着力，在一定部位或穴位上，进行叩击动作，称为叩法。本法由于操作者施术时着力点不同，可分为五指叩法和空拳叩法。

（二）动作要领

1. 五指叩法　术者五指微张，呈半合状，用五指指端轻轻在施术部位轻叩，使局部皮肤红润，产生热胀感为宜。本法适用于四肢及头面部（图3–6）。

2. 空拳叩法　术者五指虚握呈空拳状，以小指尺侧部分着力，在施术部位叩击。本法适用于肌肉丰厚处，较五指叩法力度略大（图 3–7）。

（三）要求及注意事项

（1）术者肩、肘、腕放松，以腕发力，以指端或小指尺侧部分着力。

（2）叩击时用力要稳，轻巧而有弹性，动作要协调灵活，避免暴力

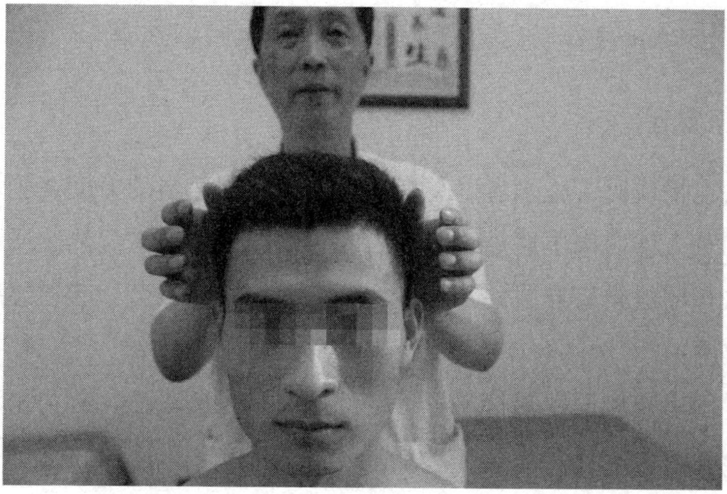

图 3–6　五指叩法

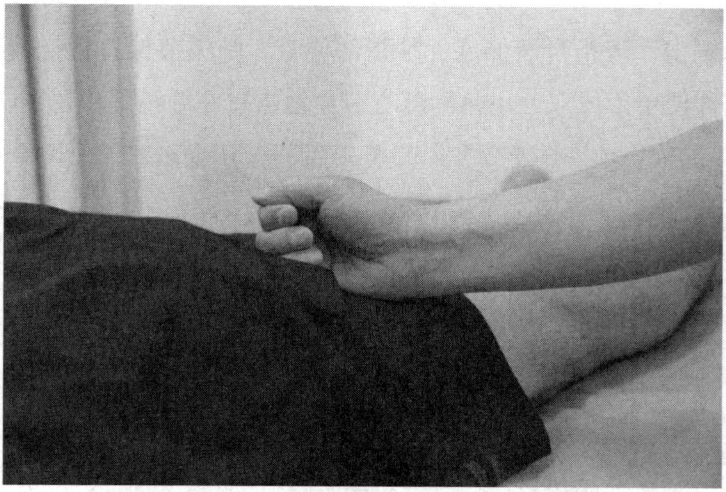

图 3–7　空拳叩法

打击。

（3）叩击要有节律，可虚实交替，力度轻重交替，节律刺激，每分钟 60~80 次。以局部皮肤红润，产生热胀感为宜。

（四）作用

本法能改善局部循环，行气活血，具有解表、散寒、活血化瘀、解除麻木、疏通经络的作用。

四、击法

（一）操作

本法在操作时，施术者以掌根或小鱼际，用适当的力度在施术部位敲击。适用于人体肌肉丰厚处。击法力度较重，以局部有温热感或酸胀感为度。本法与叩法具有异曲同工之妙。具有缓解肌肉疲劳、疏通经络、活血镇痛的作用。

术者用手掌侧面、掌根击打一定部位或穴位的手法，称为击法。本法由于操作者施术时着力点不同，可分为掌侧击和掌根击。

（二）动作要领

1. 掌侧击　五指自然伸展，掌指部伸直，腕关节伸直稍桡偏，通过肘关节的屈伸使单手或双手小鱼际部有节律地击打在施治部位（图 3–8）。

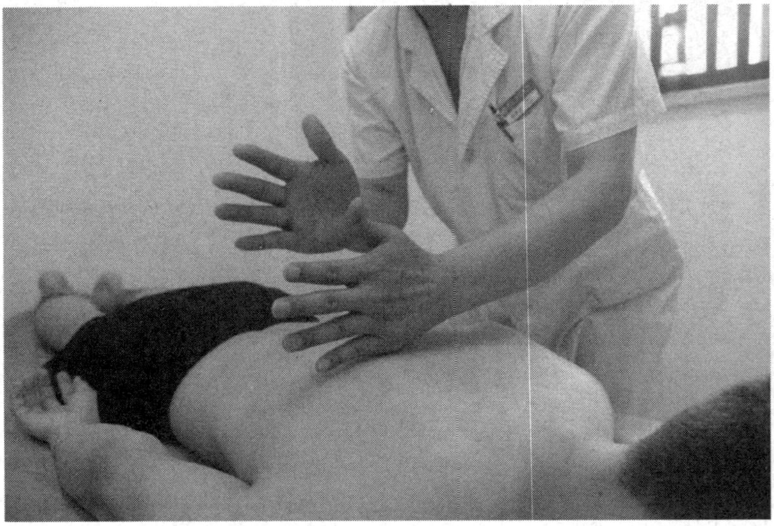

图 3–8　掌侧击

2. 掌根击　五指微屈，手指自然分开，背伸腕关节，以掌根着力，通过肘关节的屈伸使掌根有节律地击打在施治部位（图 3–9）。

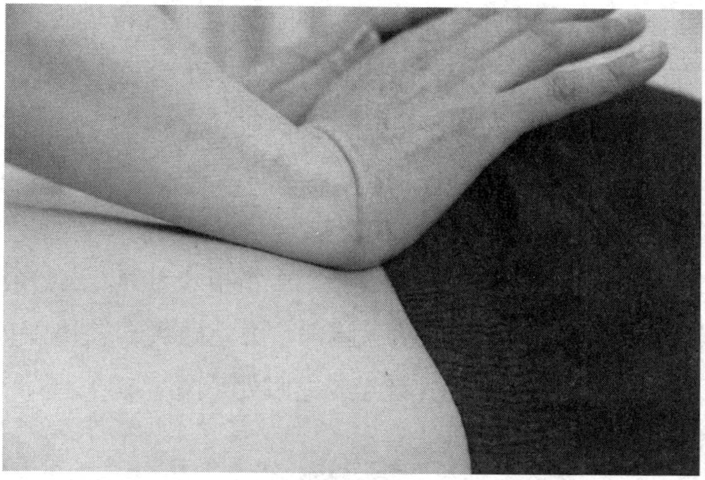

图 3–9　掌根击

（三）要求及注意事项

（1）适用于人体肌肉丰厚处。力度较重，以局部有温热感或酸胀感为度。

（2）击打时用力要稳，含力蓄劲，收发灵活。

（3）击打时着力短暂而迅速，要有反弹感，即一击到体表就迅速收回，不可有停顿和拖拉。

（4）击打的方向要与体表垂直。

（5）操作时肩、肘、腕放松，用力均匀，动作连续且有节奏感，击打的部位有一定的顺序。

（6）击打的速度快慢适中，击打的力量应因人、因病、因部位而异。

（四）作用

用于肢体疼痛、麻木不仁、风湿痹痛、疲劳酸痛等病症。具有舒筋通络、活血祛瘀、行气止痛的作用。

五、疏法

疏者，通也。重在疏风、解表、行气、活血通络。术者五指展开，以指面或掌面为接触面，如梳发状在体表轻轻滑动。由于操作者施术时着力点不同，可分为二指疏法、三指疏法、四指疏法和五指疏法。本法为特殊部位操作方法，多用于治疗肝气不舒、肝风内动、肝阳上亢引起的头痛、眩晕、头蒙、胸胁胀痛或小儿食积引起的腹胀、腹痛等病症。

（一）操作及动作要领

1. 二指疏法（疏脊背） 一手食指、中指指腹为着力点，余三指内扣，手型呈倒“八”字式，前臂带动手腕部，力达指尖，轻快画环，环环相扣，自雪花盘下棘突两侧，迅速疏至二龙眼处（图 3–10）。

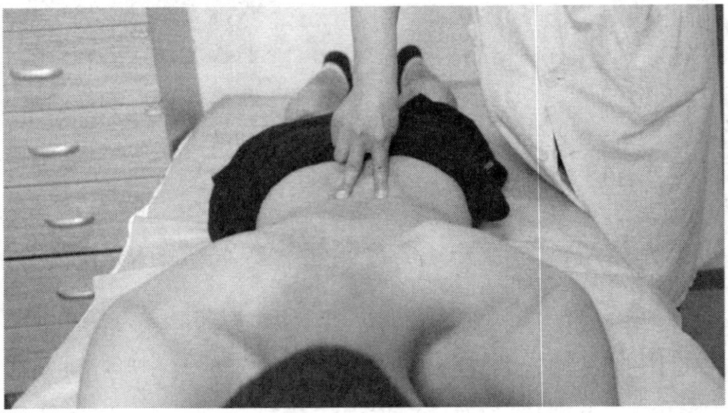

图 3–10 二指疏法

2. 三指疏法

（1）疏前额：一手中指指腹轻触患者眉心作为定位，食指、无名指指腹自然放于中指两侧，轻触前额，手腕放松，前臂轻快滑动，从眉心处轻轻疏理至广盖穴（图 3–11）。

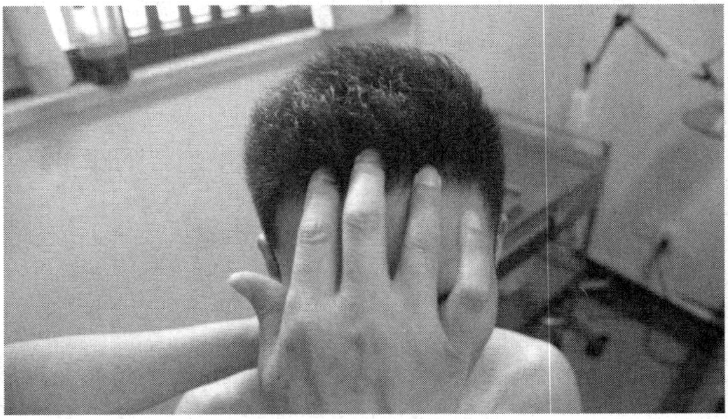

图 3–11 三指疏法疏前额

（2）疏头侧：以双手中指指腹作为着力点，轻触头部两侧眉梢凹陷处，双手食指、无名指指腹自然放于中指两侧，轻触患者头部皮肤，余两指自然放松内收，前臂带动手腕做轻快滑动，分别疏理至耳后乳突下（图 3-12）。

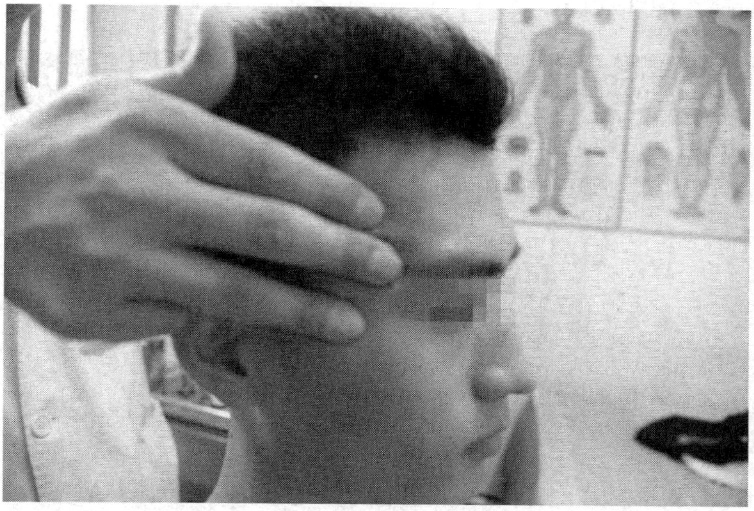

图 3-12　三指疏法疏头侧

3. 四指疏法（疏腹部）　一手拇指内扣，食指、中指、无名指、小指并指做剑，指腹为着力点，手指微用劲儿，肩背部带动前臂发力，肘、腕放松使疏法走“S”形，自剑突下凹陷处起，沿左侧肋缘下至腋前线，并指画弧，转至脐旁右侧腹直肌外缘止，收手时指下略微下带（图 3-13）。

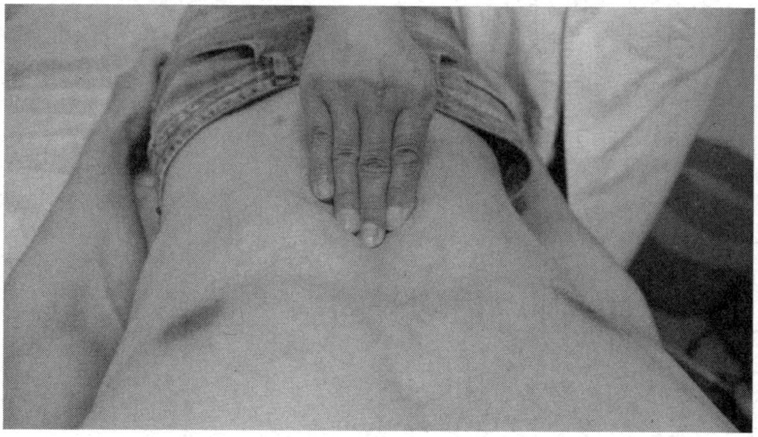

图 3-13　四指疏法

4. 五指疏法（疏胁肋） 双手五指微分开，指腹为接触面，手指微用劲儿，肩背部带动前臂发力，肘、腕放松，沿肋间内、外肌走向，自前向后或自后向前疏理。本法主要用于胁痛的治疗。前痛则自前向后疏，后痛自后向前疏（图 3–14）。

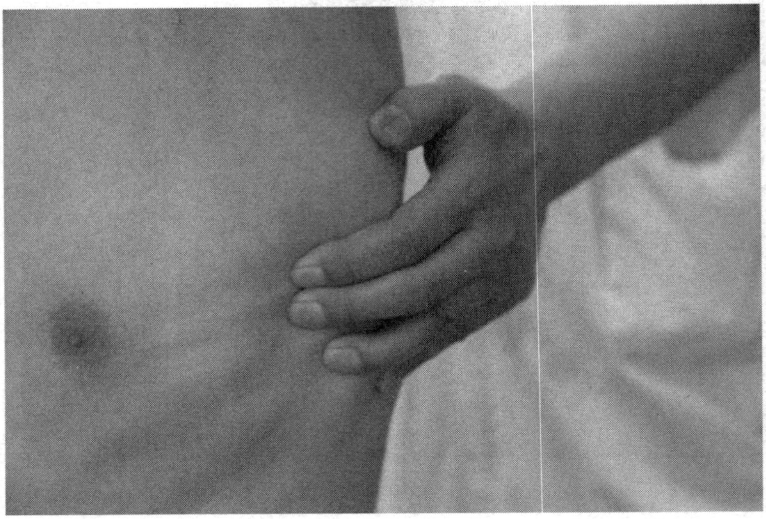

图 3–14 五指疏法

（二）要求及注意事项

（1）本法刺激量小，疏动速度宜轻、宜快，不可逆向移动。在第一遍结束后，第二遍从起始部位重新开始。

（2）操作时动作要协调、连贯，一般 30~50 次为宜。在体表施术部位疏动时，受术者应有明显疏松感或以局部皮肤红润为度。

（3）施术时用意不用力，清轻灵动，避免手法呆滞。

（三）作用

疏风解表，行气开郁，通经散结，活血通络。

六、拨法

以拇指深按治疗部位，间或用中指按于穴位或一定部位上，适当用力拨动，不可往返。本法与弹法鉴别之处在于弹法灵动，而拨法用力古拙。

（一）操作及动作要领

拇指伸直，以指腹于施术部位，余四指置于相应的位置以助力。指下应力于心（①轻触操作部位，皮下筋性组织有滑动感；②于穴位处下压至一定深度时，局部有酸胀感），再猛然发力，做与肌纤维或肌腱、韧带成垂直方向的拨动（图 3–15）。若单手指力不足时，亦可用双手拇指重叠进行操作。

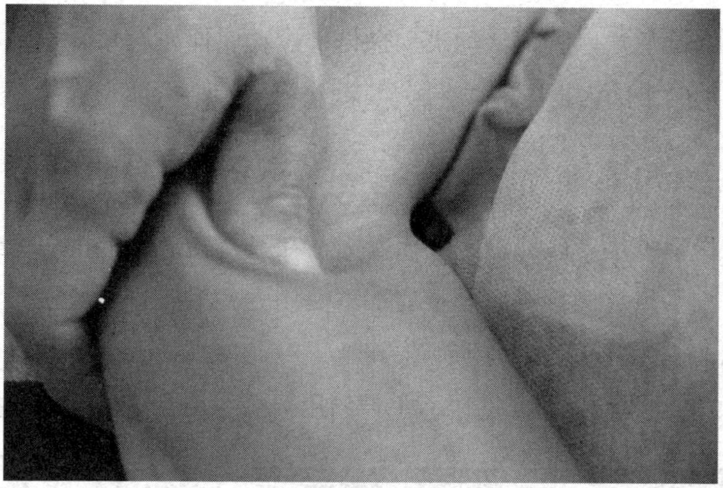

图 3–15　拨法

（二）要求及注意事项

（1）本法为爆发力，用力刚猛，不可往返操作。

（2）按压力与拨动力方向要相互垂直。

（3）拨动时拇指不能在皮肤表面有摩擦移动，应带动肌纤维或肌腱韧带一起拨动。

（三）作用

拨乱反正，解痉镇痛，理筋整复。

七、推法

推，即推动之意。以指或掌着力于施术部位上，做单向直线推动，称为推法。此法由术者以掌根或食、中、无名指指腹置于患处，单方向推动。推法一般分为指推法和掌推法两种。根据方向不同又可分为平推、分推。

常氏点穴中的轻推法具有镇静止痛、缓和不适感等作用；重推法具有疏通经络、理筋整复、活血散瘀、缓解痉挛的作用，并可加速静脉血和淋巴液回流，另外还有调补脏腑的作用。此法是用手指指腹或掌等部分着力于被治疗的部位，以腕部活动带动操作部位，屈伸往返来回不断，有节奏地直线推动的手法为推摩。

（一）操作

1. 拇指平推法　以拇指螺纹面着力，在经穴或部位上进行循经络走向或沿肌纤维平行方向推进，要求肩部不要用力，上肢自然放松，沉肩，垂肘，悬腕，手握空拳，压力均匀柔和地集中在拇指指端，缓慢地向前推进（图 3–16）。例如治疗小儿遗尿、手臂痛用拇指作用在施治部位轻推摩。

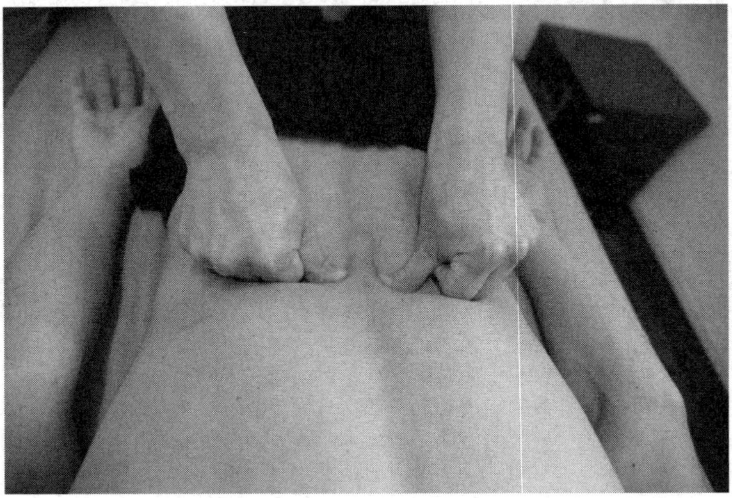

图 3–16　拇指平推法

2. 四指平推法　以中指、食指、无名指、小指四指指腹用力于一定部位和经络穴位上，四指协同做往返方向的推动（图 3–17），注意四指不可离开肌肤，应连贯用力，往返推动。例如治疗失眠，四指指腹作用于治疗部位做左下右上往返的推动。

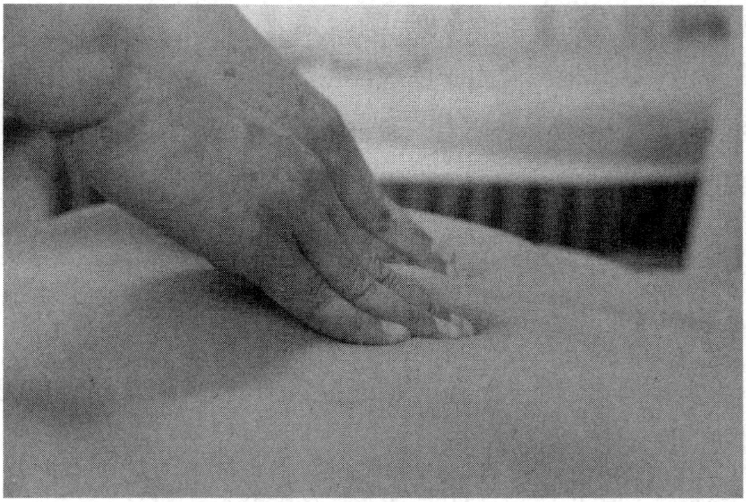

图 3–17　四指平推法

3. 掌根推法　用掌根部的大小鱼际着力于治疗部位上，并向前做有力的推动，同时大小鱼际的肌纤维用力夹紧做单方的推动（图 3–18）。例如治疗急性腰扭伤，用掌根作用于治疗部位重力推摩。

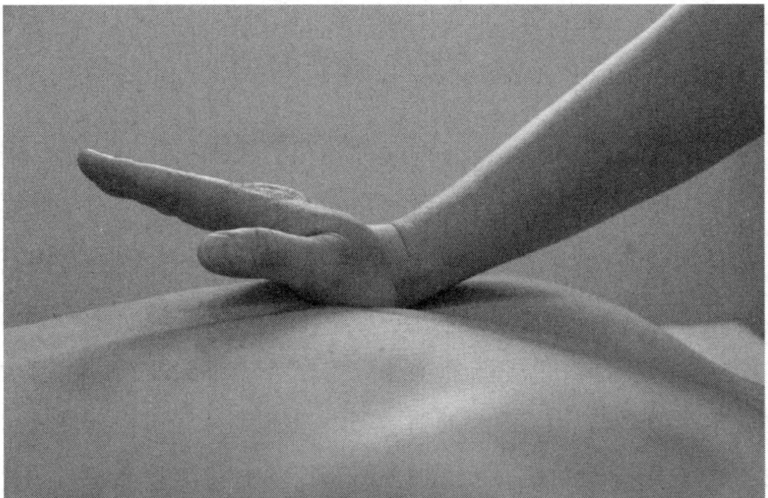

图 3–18　掌根推法

（二）动作要领

1. 指推法　以拇指指端螺纹面着力于施术部位或穴位上，余四指置于对侧或相应位置以固定助力，腕关节微屈并偏向尺侧。拇指及腕臂部主动施力，向拇指指端方向呈短距离单向直线推进。

2. 掌推法　以掌根部着力于施术部位，腕关节背伸，肘关节伸直。以肩关节为支点，上臂部主动施力，通过前臂、腕关节，使掌根部向前做单向直线推进（亦可陡发寸劲向前急推，操作时力量陡发陡收，不可暴力伤人）。

（三）要求及注意事项

（1）着力部要紧贴体表，推进的速度宜缓慢均匀，压力平稳适中，单向直线推进。

（2）掌根寸劲急推时，应注意发力陡发陡收，不可暴力伤人。

（3）不可推破皮肤。

（四）作用

舒经活络，通痹止痛，提气。

第二节　药酒火功

火功，古称酒灸，现常被后人通称为药酒火功。药酒火功为常氏点穴的特色，也是重要的辅助治疗手段之一，素有三分手法七分火之说。本法系常发祥老师于 1975 年在民间抓火酒的基础上改进发明。其操作方法是取浸泡的药酒 10~20 mL，倒入纱布中，经酒精灯点燃纱布药酒，用手法迅速叩在患处的一种特色中药外用法。常发祥老师数年潜心临床钻研，取其精华，弃其糟粕，屡次悉心改进火功，虽取之于民间，更胜之于民间，其创新之处在于在白酒中加入当归、川芎等活血化瘀之品，大力增强活血散瘀、消肿止痛功效。与其他临床治疗方法不同的是，不需要内服，选取外用中药给药途径，药借酒力、酒借火力，开泄腠理，透表达邪，使病邪之气无藏身之处，达事半功倍之目的。更重要的是单位时间内白酒有效配合 100 ℃以上外用温度，迅速叩在患处，血得热则通则行，加强中药吸收渗透力，从而修复局部组织损伤，促进伤口愈合。人是一个整体，凡四肢百骸、病邪所到之处均可用药酒火功。临床疗效全凭药酒和手法，其效在火，其功在手法。

现代医学认为，对于常见的跌打损伤急性期以红、肿、热、痛为著时，最有效的治疗措施是进行冰敷或外用药包扎，不宜推拿按摩或热敷，否则会造成更严重的内在出血，加重组织的损伤。本法则不然，概因祖国传统医学认为“血遇寒则凝，遇热则通”。在处理跌打损伤急性期时，施以酒灸，借药酒火力迅速叩在患处，反而能减少渗出，止痛而活络，消肿而不留瘀，妙在一举两得。

本法在临床上具有活血化瘀、消肿止痛、舒筋活络、祛腐生肌之效。

一、药酒火功物品准备

（1）酒精灯 1 盏。

（2）打火机 1 个。

（3）40 cm × 40 cm 纱布 1 块（叠成适宜操作者掌心控制大小的方块）。

（4）小瓷碗 1 个。

（5）药酒少许。

药酒基础药方：诸葛行军跌打散加减。

当归 30 g，川芎 30 g，红花 120 g，土鳖虫 60 g，没药 30 g，白芷 30 g，木瓜 30 g。

将以上诸药纳于容器中，用高浓度白酒浸泡。春、夏、秋季各泡 15 天，冬季泡 30 天。

本制剂中当归性辛温，辛散、温通、质润，具有补血调经、活血止痛的作用；川芎为血中之气药，上行头目、中开郁结、下调肾水，与当归同用可温经止痛，共为主药；红花在《本草汇言》中有记载“红花，破血、行血、和血、调血之药也”，通经止痛，还可化滞消斑；土鳖虫咸寒入血，性善走窜，能活血消肿止痛，续筋接骨疗伤；没药与白芷同用活血止痛、消肿生肌；木瓜补肝肾、舒筋活络。诸药同用发挥活血化瘀、消肿止痛、舒筋活络、祛腐生肌之效。

二、操作要领

（一）操作部位

根据疾病特点和性质，辨病辨证，合理选择操作部位。尤其注意的是，毛发密集处，应使用大块纱布覆盖，避免烧灼毛发（如头发、眼部、会阴部等）；凹凸不平的部位，选择好操作平面，防止漏火烫伤。常用操作部位：①头部，包括颅脑、前额、眼睛、耳朵、颜面；②颈部；③躯干部；④四肢；⑤各大小关节；⑥特殊部位，包括腋窝、乳房、肚脐、前后阴。

（二）操作手法

做好准备工作后，首先把纱布块放入碗内，倒入药酒，捏至干湿均匀，无点滴余沥。再将酒精灯点燃，一手稳定、水平端握酒精灯，一手拇指、食指、中指夹持纱布块，用酒精灯外焰引燃后持于手心，五指并拢，掌指关节微屈，呈空心拳状，迅速叩扑患处，捂压停留数秒。反复进行上述动作，直至纱布上的酒力燃尽，药力发挥到极致为止（图3-19）。

具体动作要领：

（1）火势——分三类，分别为壮火（其火势较大，有弥散之势，热度偏高；敏感患者不易耐受）、少火（其火势适中，热而不烫；患者均可耐受）、小火（其火势较小，温热适中；患者均可耐受）。引燃纱布后，可在手中上下抖动，使火势、热度增加，有助于产生有效声音。

（2）力度——以听到“噗”声为最有效声音，具体分为重叩（叩击时力量大，声音厚重）、轻叩（叩击时力量轻，声音清脆）。

（3）时间——分为重捂（叩火手法压力深，时间超过4秒）、轻捂（叩

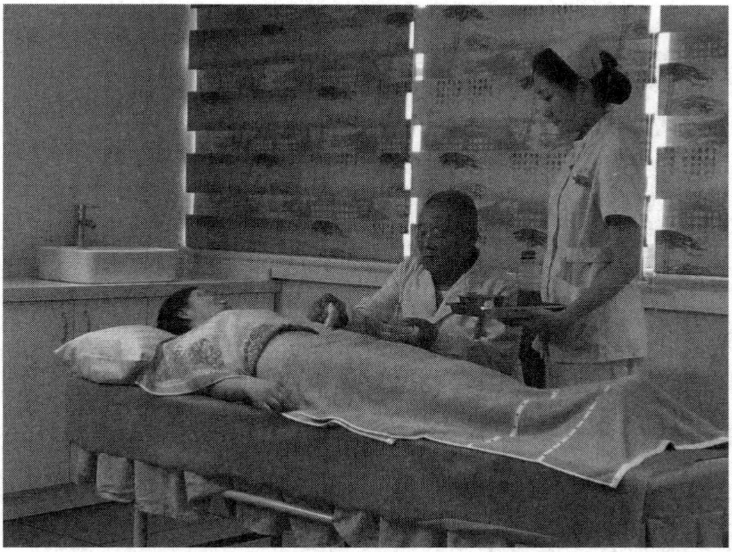

图 3-19　药酒火功操作

火手法压力轻，无压迫感，时间不超 4 秒）。

（三）注意事项

（1）施术时要集中精神，避免烫伤患者或自己。

（2）在叩火时，注意五指并拢，火势掌控于手心，速度要快，防止漏火，烫伤皮肤。

（3）特殊部位，应用棉纱布覆盖，避免烫伤。

三、适应证

此法可单独治疗，亦可以联合常氏点穴、针灸、推拿手法综合治疗。从整体观念出发，分清主次，从而达到有效治疗目的。具体适应证如下。

（1）伤筋诸症。

（2）跌打损伤。

（3）偏枯、痿证。

（4）内科杂病（消化系统疾病如腹痛、泄泻；妇科疾病如痛经等）。

（5）急性炎症（如急性乳腺炎、睑腺炎等）。

（6）小儿五软、五迟、泄泻等。

（7）痤疮、痘痕、瘢痕、黄斑等皮肤病。

（8）动物或昆虫咬伤、叮伤。

四、常见临床症治

临床上常因患者体质、发病部位、发病原因、表现症状的不同，火功手法也有不同要求。

1. 眼睛　非出血性眼疾。小火，轻叩重捂，常规酒量。火宜小，以免造成眼睛及其周围软组织损伤，同一部位连续叩 1~2 次，一只眼睛需 1~2 块纱布，20~50 次，每次叩火间隔时间略延长 1~2 秒。该部位皮肤娇嫩，操作时应热度适宜，避免烫伤。

2. 颜面部　少火，轻叩轻捂，除痘痕外，常规酒量。同一部位连续叩 2~3 次后改叩其他部位，颜面部共需 2 块纱布，40~50 次。

3. 甲状腺　少火，轻叩重捂。椎前筋膜处（喉结两侧）也一并进行火功治疗，共需 2 块纱布，40~50 次。

4. 乳房　壮火，轻叩重捂，常规酒量。按照顺时针或逆时针方向叩火，同一部位连续叩 2~3 次后再叩下一个部位，乳腺病变处可多次叩火，以患者舒适度为准。治疗一侧乳腺共需要 1~2 块纱布，25~50 次。腋下淋巴结部位也要进行火功，需叩火 10~20 次。

5. 腰背部　壮火，重叩重捂，常规或大酒量药酒。共需 2 块纱布，40~70 次。

6. 四肢及其关节处　根据病变部位面积大小，及时配调火功手法。肌肉丰厚处，手法宜重，火宜大；肌肉浅薄处，手法宜轻，火宜小。一般需要 1~2 块纱布，25~50 次。

五、治疗周期

1. 单独治疗　①急性乳腺炎、睑腺炎，常规治疗 1~3 次；②急性踝关节损伤，常规治疗 1~15 次；③烫伤、预防瘢痕，常规治疗 1~60 次。根据病情轻重、损伤程度，酌情制订治疗周期。

2. 联合治疗　根据所联合治疗的手段，制订合适的治疗周期。

第三节　禅指揉药

揉药系常发祥老师原创，常发祥老师经过多年研究、反复配伍，选取独到药物，以独门手法秘制而成的一种中药散剂，如制作功夫不到为固体颗粒，过之则化为水液。本法具有散寒胜湿、理气止痛、活血化瘀、醒脑开窍等作用。

禅指揉药法重在指下功力。顾名思义，它是以一指禅手法揉药治疗特定疾病的一种方法。本法以药为媒介，配合独门手法对穴位或痛点进行刺激，使局部皮肤温度升高，毛孔开泄，病邪外逸，药粉通过开泄的毛孔直达病所，从而达到祛除病邪的目的。

一、禅指揉药法

禅指揉药法可以分为三种，一是穴位揉药法，二是关节处揉药法，三是痛点揉药法。具体操作如下：拇指沾药粉少许，施于操作部位，沿顺时针方向，在皮肤上轻柔旋转，以不带动指下皮肤为度，范围以一元硬币大小为宜。频率为每分钟100~120转，每部位持续3~5分钟。每日1~2次，10天为一疗程。揉药手法的不同可使药物达到的部位、深度也不同（图3-20）。

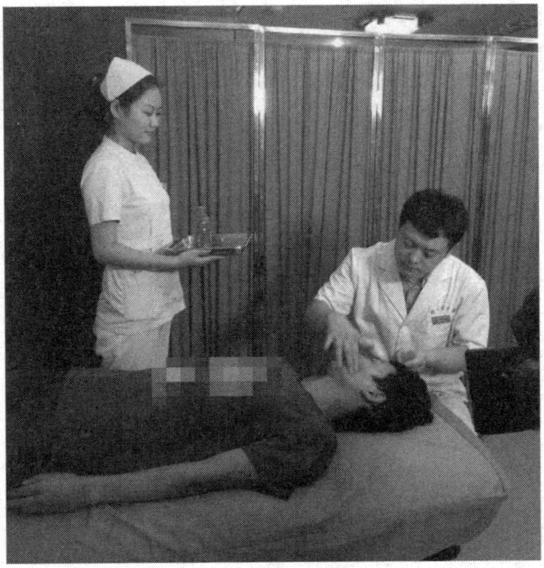

图 3-20　禅指揉药

使用揉药法治疗疾病时，一般要根据患者病情、病位的不同，采用相应的揉药手法，使药物深入皮下、肌肉、筋膜、韧带、骨关节等部位，达到最大的功效。

二、禅指揉药方

禅指揉药基础药方主要为丁香、山柰、藁本、冰片等，可散寒除湿、通痹止痛（因揉药制剂制作要求严格，故不宜自行配制）。

下篇

治疗篇

第四章　筋伤论治

筋伤以伤筋较为多见，本章主要论述中医对急、慢性伤筋的认识，以及常氏点穴对此类病症的治疗。

第一节　伤筋的概念

伤筋属于中医伤科的概念，现代医学统称软组织损伤。软组织是与骨性组织相对而言，泛指骨骼以外的组织，包括皮肤、皮下组织、筋膜、肌肉、肌腱、腱鞘、韧带、关节囊、滑膜、椎间盘、软骨板、神经、血管、髓核等组织。

凡是引起软组织的急、慢性损伤，统属伤筋的范畴。

第二节　伤筋的病因病机

一、六淫自然之气所伤

《素问·阴阳应象大论》曰："风伤筋，燥胜风。"《灵枢·寿夭刚柔》曰："风伤筋脉，筋脉乃应。此形气外内之相应也。"说明风气可以伤筋，风邪伤及筋脉，就会在筋脉出现相应的病症。《灵枢·九宫八风》曰："风从北方来……其伤人也，内舍于肾，外在于骨与肩背之膂筋，其气主为寒也……风从东方来……其伤人也，内舍于肝，外在于筋纽，其气主为身湿。"意思是说北方寒风，侵袭人体，内可侵入于肾，外在于骨骼和肩背的膂筋部；东方湿风，它伤害到人体，内可侵入于肝，外在于筋的连结之处。《素问·生气通天论》曰："因于湿，首如裹，湿热不攘，大筋緛短，小筋弛长。緛短为拘，弛长为痿。"湿热之邪，会伤害人体大小诸筋，而出现大筋软弱而短，小筋弛纵而长，故屈曲而不伸，拘挛而无力，运动不利。《素问·阴阳应象大论》曰："地之湿气，感则害人皮肉筋脉。"如感受湿邪，则会损害皮肉筋脉。《素问・气穴论》曰："积寒留舍，荣卫不居，卷肉缩筋。" 如果有寒气聚积停留，可导致局部营血卫气不能充养，筋肉就会卷缩。这就说明伤筋多与风、寒、湿相关。

二、人体气血阴阳盛衰所致

阴阳气血乃人身之本，阴阳气血盛衰是人产生各种疾病的内在原因，无论外邪侵袭、内邪扰动还是生理进程上的变化，阴阳气血盛衰都可能影响筋而产生疾病。《素问・上古天真论》曰："七八，肝气衰，筋不能动……今五脏皆衰，筋骨解堕，天癸尽矣。" 随着人体生理机能的下降，气血阴阳衰弱，筋不能得到足够的给养，便会不利。《素问・生气通天论》曰："阳气者，大怒则形气绝，而血菀于上，使人薄厥。有伤于筋，纵，其若不容。" 也有他病日久转为筋病的，如《素问・气厥论》曰："脾移寒于肝，痈肿筋挛。" 寒性收引，肝受寒故易筋挛。《素问・标本病传论》曰："脾病，身痛体重，一日而胀，二日少腹、腰脊痛，胫酸，三日背胎筋痛，小便闭，十日不已，死……"《素问・痿论》曰："故阳明虚，则宗筋纵，带脉不引，故足痿不用也。" 脾胃为后天之本，阳明乃气血之海，太阴阳明虚则气血不足，气血虚则筋无养，筋无养故筋纵。

三、跌仆劳损等所伤

《黄帝内经》中明确提出了过劳导致人体损伤的观点，即五劳所伤。《素问・宣明五气》和《灵枢・九针论》都提出"久行伤筋"。

概括起来伤筋的病因病机不外乎"邪气浸淫，筋脉受伤""气血不周，筋脉失养""形劳跌仆，直伤筋脉"，而常见的伤筋有筋痹、筋痿、筋急、筋缓、筋强等。

众所周知，损伤后疼痛会导致机体自我保护性反应，使有关组织处于警觉状态，肌肉收缩紧张甚至痉挛，从而减少肢体活动，避免对损伤部位的牵拉刺激，减轻疼痛。但如不及时治疗或治疗不彻底，肌肉紧张收缩，又可在周围组织引起继发性疼痛病灶或加重原有的疼痛，形成"疼痛—肌肉紧张—疼痛"互为因果的恶性循环。从临床实践中不难体会，凡有疼痛则肌肉紧张，凡有肌肉紧张又势必疼痛，为了打破这一恶性循环，有利于组织的修复和恢复，治疗正是针对疼痛和肌肉紧张这两个环节入手。或消除疼痛以解除肌肉紧张，或使紧张的肌肉松弛，则疼痛可以明显减轻或消失，以利于病灶的修复。各种止痛剂属于前者，而手法则是从后者入手。

第三节　伤筋的分类

一、根据病程长短分类

1. 急性伤筋　指由暴力引起的，不超过 2 周的筋的损伤。

2. 慢性伤筋　多指急性伤筋失治或治疗不当，超过 2 周的筋的损伤。积劳成伤筋，慢性劳损造成的筋的损伤也属此类。慢性伤筋好发于多动关节及负重部位。急性伤筋患者如果不进行及时和有效的治疗，迁延日久，伤处气血滞涩、血不荣筋，导致筋肉挛缩、疼痛、活动受限，变为慢性伤筋。

二、根据损伤形式不同分类

1. 扭伤　扭伤指间接暴力使肢体和关节周围的筋膜、肌肉、韧带过度扭曲、牵拉，引起损伤或撕裂。扭伤多发生在关节及关节周围的组织。

2. 挫伤　多指直接暴力、跌仆撞击、重物挤压等作用于人体而引起的闭合性损伤，损伤症状以外力直接作用部位为主，多引起该处皮下组织、肌肉、肌腱等损伤。扭伤、挫伤造成的筋的损伤常多属急性伤筋范畴。

三、根据伤筋的程度不同分类

1. 筋位异常　筋无裂断而位置有改变。局部或可有瘀肿，仔细地触摸可发现肌腱、韧带位置有改变。

2. 筋撕裂　有筋膜撕裂，但无筋膜、肌腱、韧带的断裂，不致引起严重功能障碍者。

3. 筋断裂　筋断裂包括肌腱、韧带及部分肌肉的断裂，肢体正常功能丧失或出现异常活动等。

第四节　伤筋的临床表现

伤筋的临床表现主要有疼痛、肿胀、畸形、功能障碍等。

伤筋无论是急性还是慢性均以疼痛为主症。

一、早期

伤后 2~3 天，气血瘀滞，疼痛明显，局部肿胀，瘀斑红紫，肢体功能障碍。

二、中期

受伤 4 天后，瘀血渐化，气机渐通，疼痛渐减，肿胀开始消退，瘀斑转为青紫。10~14 天，伤筋轻者，可获康复，伤筋重者，肿胀消退亦较显著，疼痛明显减轻，功能部分恢复。

三、后期

伤筋 2 周以后，疼痛渐不明显，瘀肿大部分消退，瘀斑转为黄褐色，功能轻度障碍。经 3~5 周，症状消失，功能亦可恢复。少数患者迁延更多时日，可成为慢性伤筋。慢性伤筋的症状则缺乏典型的演变过程。可有隐痛、酸楚、麻木、肿胀或功能障碍，必须根据不同伤筋病种进行辨证。

第五节　伤筋的辨证

一、伤筋以气血辨证为主

气血循行全身，内外上下、皮肉筋骨、五脏六腑、四肢百骸，无所不在，故人体损伤无论何处，首当其冲伤及气血。

气属阳，性主动而无形，滋养周身，推动全身各脏腑、器官的功能，气为血之帅，是发动和维持生命活动的动力；血属阴，性主静而有形，血随气行，气行则血行，滋养全身，是充盈五脏六腑、四肢百骸的重要营养物质，以维持其机能的正常运转、器官的相互调节。故气为血之动力，而血为气之根本，互相依附，周流不息，生命得以维持。

二、伤筋与气血的关系

软组织损伤与气血有着密切的联系，损伤往往伴随着气血的受损。伤气可导致气滞，气无形，气滞则疼痛；伤血可引起出血或瘀血，血有形，血瘀则经脉、经络、血脉，不得流通；进而出现肿胀，由于瘀血的部位、瘀血量以及时间长短的不同，出现的症状往往也不相同。虽然从理论上认为有伤气、伤血之分，而实则气血是不可能截然分开的，临床上常表现为气血俱伤，故在治疗中，均应气血并治，治血先行气，气行则血行。

第六节　古人对“筋”的理解

“筋”一词早在《黄帝内经》中已出现。《素问·痿论》曰：“宗筋主束骨而利机关也。”《素问·五脏生成》记载：“诸筋者，皆属于节。”唐代王冰注：“筋气之坚结者，皆络于骨节之间。”《说文解字》曰：“筋，肉之力也。从力从肉从竹。竹，物之多筋者。”由此可见，古人认为的筋，即是骨节部位附着的有形之物。

一、筋与肝、脾、肾的关系

筋属肝，在人体内分布广泛，正常生理功能的维持以肝之疏泄功能正常和肝血濡养为前提，同时，筋的生成与功能发挥也有赖于肾的充盛、脾的健旺。

《素问·阴阳应象大论》曰：“肝生筋。”《素问·平人气象论》曰：“藏真散于肝，肝藏筋膜之气也。”《灵枢·五色》曰：“肝合筋。”《素问·经脉别论》曰：“食气入胃，散精于肝，淫气于筋。”说明筋正常生理功能的维持以赖肝气（肝之疏泄功能和肝血濡养功能）而为用。其次筋的生成与肾精关系密切，其附着的骨更由肾所主，此正所以骨正则筋柔，气血以流。《素问·脉要精微论》曰：“膝者筋之府，屈伸不能，行则偻附，筋将惫矣。”《灵枢·经脉》曰：“人始生，先成精，精成而脑髓生，骨为干，脉为营，筋为刚。”再者筋与脾、胃的关系也很密切，脾胃是气血生化之源，肝之气血唯赖脾胃气血之充养。《素问·太阴阳明论》曰：“四支皆禀气于胃……今脾病不能为胃行其津液，四支不得禀水谷气……筋骨肌肉，皆无气以生，故不用焉。”因此筋的生理功能发挥与肝、脾、肾最为密切。

二、筋的生理功能

《黄帝内经》认为筋的生理功能有三：首先，筋与骨、脉、皮、肉一样是组成人体的主要“硬件”体系，它是构成和维持人体内外形态，使各种动作强劲有力和持久的重要组成部分，属于“五体”之一。这就是《灵枢·经脉》所谓：“人始生，先成精……筋为刚，肉为墙。”同时，明确筋具有刚强的生理特性，人体有了筋才能使机体各器官、部分和整体有一定的韧性和刚性。其次，筋具有连接和约束关节的作用，也就是对关节组合及其运动功能非常重要。《素问·五脏生成》曰：“诸筋者，皆属于节。”说明具有包裹约束功能的筋都聚集在关节周围。再次，筋具有维持骨骼位置稳定、区隔滑利组织和协助器官完成运动的功能。《素问·厥论》曰：“前阴者，宗筋之所聚，太阴阳明之所合也。”《素问·痿论》曰：“阳明者，五脏六腑之海，主润宗筋，宗筋主束骨而利机关也。”筋通过对骨骼的约束，附在骨上随肌肉收缩与弛张，产生各种运动。

筋外连皮肉，内附骨脉，人体一切活动都离不开筋的参与，筋的病变有其自身的特点和规律。

第七节　常氏点穴治疗伤筋的作用机制

一、疏则通

在常氏点穴的手法中，医者通过手法产生的外力，在患者体表特定部位或穴位上施术，将外力渗透体内，从而疏通气血，达到活血化瘀的目的，使筋得到濡养。其次，自古就有“以痛止痛”之说，各种手法给予机体一定疼痛刺激或加重原有疼痛，可以提高局部组织的痛阈，更有利于肌肉放松。而顺着肌纤维方向垂直横向弹拨，强迫伸展局部相关组织，可将紧张或痉挛肌肉充分拉长，达到解痉镇痛、舒筋活络、调畅气血的功效，此所谓“疏则通”，通则不痛。

二、顺则通

《医宗金鉴》记载了筋歪、筋翻、筋转、筋走等病症，即现代医学所谓的肌腱滑脱、关节内软骨板破裂或移位、椎间盘突出、关节滑膜嵌顿等，这些软组织位置的异常即中医所谓“筋不顺”。其主要原因是气血不足，筋失濡养，导致韧带松弛，引起上述情况的发生，关节、软组织易发生错位逆乱，不通则痛。常氏点穴通过穴位配合各种手法刺激，拨乱反正，使各守其位、筋络顺接、气血通畅，正所谓“顺则通”，通则不痛。

三、动则通

“动”是常氏点穴疗法的另一个特点，素有“点其外而动其内”之说。适当的手法可调节肌肉收缩和舒张，使组织间压力得到调节，以促进损伤组织周围的血液循环，从而起到“活血化瘀”“祛瘀生新”的作用。以“代偿调节论”来解释，一旦肌肉痉挛，可引起相对应肌肉变化，称对应代偿调节，如左侧腰肌紧张，引起右侧腰肌的补偿调节。而腰背肌紧张，又可引起腹肌的代偿调节，这称为系列调节。对应调节和系列调节所产生的肌肉紧张痉挛，同样可引起软组织损伤反应。临床不乏见到一侧腰痛日久不愈而引起对侧腰痛的病例，腰痛日久又引起腿痛，颈部疼痛日久可引起背痛。常氏点穴能使筋骨间不协调的力学关系得到改善和恢复。从而使疼痛减轻或消失。所谓“动则通”，通则不痛。

综上所述，常氏点穴治疗伤筋是建立在传统中医学术思想的基础上，通过对中医“筋”的理解，将“疏、顺、动”三者相结合，达到治愈疾病的目的。

第五章 常见病的治疗

第一节 伤科病症

一、颈椎病

【概述】

颈椎病又称颈椎综合征，是由于颈部损伤或颈椎及其椎间盘、椎周软组织退变引起的脊柱平衡失调，挤压颈部血管、交感神经、脊神经根和脊髓等，导致颈、肩、背、上肢、头、胸、部疼痛及其他症状，甚至合并肢体功能丧失等。颈椎病是一种慢性疾病，多发于40岁以上的长期伏案工作者，常有落枕病史。

该病属于中医“痹证”“项痹”的范畴，是以颈项部伴有肩臂疼痛、麻木为主并可伴有眩晕等为主要表现的一组临床症候群。本病主要表现是：颈肩部的疼痛、麻木，可有椎间孔挤压试验阳性或臂丛牵拉试验阳性。急性期主要表现为颈肩部疼痛，颈椎活动受限，稍有活动即可使颈肩臂部疼痛加重，疼痛剧烈时难以坐卧，被动以健肢托住患肢，影响睡眠。缓解期主要表现为颈僵，颈肩背部酸沉，颈椎活动受限，患肢窜麻疼痛，可以忍受。康复期主要表现为颈肩部及上肢麻痛症状消失，但颈肩背及上肢酸沉症状仍存，受凉或劳累后症状加重。

【病因病机】

本病多由正虚劳损、外邪侵袭、痹阻经络、气血运行不畅所致。

【临床表现】

颈项部持续疼痛，常向一侧或双侧上肢放射，颈部后伸可使病痛加剧，颈项强硬，活动受限，或有上肢屈伸不利、手指麻木等症。

颈椎病的临床症状复杂多变，以颈项、肩臂、肩胛上背、上胸壁及上肢疼痛或麻痛为最常见。患者往往因颈部过劳、扭伤或寒冷刺激使症状加剧后诱发。临床症状的产生随病变在颈椎的平面及范围而有差异，根据其临床表现，可分为如下类型。

1. 颈型　颈椎各椎间关节及周围筋肉损伤，导致颈肩背酸胀、疼痛、僵硬，不能做点头、仰头及头颈部旋转活动，呈斜颈姿势。患者回头时，颈部与躯干共同旋转。

2. 神经根型　颈丛和臂丛神经受压，造成颈项、肩胛上背、上胸壁、肩臂和手部放射性麻木、疼痛无力和肌肉萎缩、感觉异常。患者睡眠时，喜取患肢在上的屈肘侧卧位。

3. 脊髓型　颈脊髓因受压而缺血、变形，导致脊髓传导障碍。造成四肢无力、走路不稳、瘫痪、大小便障碍等。

4. 椎动脉型　钩椎关节退变、增生而压迫椎动脉，致使椎动脉、脊髓前动脉、脊髓后动脉供血不足，造成头晕、耳鸣、记忆力减退、猝倒（猝倒后因颈部位置改变，而立即清醒，并可起来走路）。颈部侧弯及后伸到一定位置，则出现头晕加重，甚至猝倒。

5. 交感神经型　颈交感神经受压，造成心律异常、假性心绞痛、胸闷、顽固性头痛、眼痛、视物模糊、眼窝发胀、流泪、肢体发凉、指端红肿、出汗障碍等综合征（即霍纳综合征）。

6. 混合型　临床上同时存在上述两型或两型以上症状、体征者，即可诊断为“混合型”颈椎病。

【诊断要点】

（1）有慢性损伤史。

（2）好发于 40 岁以上中年人，长期低头工作者，呈慢性发病。

（3）颈、肩背疼痛，头痛，头晕，颈部发板、发硬，上肢麻木。

（4）颈部运动功能受限，病变偏歪棘突，患侧肩胛骨内上角常有压痛，可摸到条索状硬结。

（5）病理分型：

1）颈型：枕颈部痛，颈部活动受限，颈肌僵硬，有相应压痛点。X 线片显示：颈椎生理曲度在病变节段改变。

2）神经根型：颈肩部不适伴有上肢的疼痛或麻木，常波及手指。颈后伸时加重，受压神经根皮肤节段分布区感觉减弱，腱反射异常，肌肉萎缩，肌力减退，颈活动受限，臂丛牵拉试验阳性，椎间孔挤压试验阳性。颈椎 X 线正位片可有如下显示：颈椎侧凸，钩椎关节增生，两侧关节不对称。侧位片可有如下显示：颈椎曲度改变（减小、消失、反张、呈“S”形、上段变直），椎间隙改变（前后等宽、前窄后宽、椎间隙变窄），椎体前缘增生（增生较重时可形成骨桥），椎体后缘增生，椎体后缘边线轻度不连续，项韧带钙化等。斜位片可有如下显示：椎间孔横径变小，钩椎关节增生，椎间关节增生。CT 可见椎体后有赘生物及神经根管变窄等征象。

3）脊髓型：早期下肢发紧，行走不稳，如履沙滩，后期可出现一侧下肢或四肢瘫痪，二便失禁或尿潴留。受压脊髓节段以下感觉障碍，肌张力增高，腱反射亢进，锥体束征阳性。X 线侧位片显示：椎间隙狭窄，椎体后缘增生较严重并突入椎管。CT、MRI 检查显示：椎管变窄，椎体后缘增生物或椎间盘膨出压迫脊髓。

4）椎动脉型：颈源性眩晕，即头部位于某一角度时出现眩晕、耳鸣、耳聋、视物不清、猝倒，颈椎侧弯后伸时，症状加重。X 线片显示：横突间距变小，钩椎关节增生。CT 检查可显示左右横突孔大小不对称，一侧相对狭窄。椎动脉造影见椎动脉迂曲、变细或完全梗阻。

5）交感神经型：眼睑无力，视力模糊，瞳孔扩大，眼窝胀痛，流泪，头痛，偏头痛，头晕，枕颈痛，心动过速或过缓，心前区痛，血压增高，四肢凉或手指发红发热，一侧肢体多汗或少汗等。X 线片见钩椎关节增生，椎间孔狭窄，颈椎生理曲度改变或有不同程度错位。

【临床检查】

患者以坐势为宜，应注意以下几个方面。

（1）检查颈项活动幅度是否正常。术者立于患者背后，一手按抚患者肩部，另一手扶其头部，将头颈部前屈、后伸、侧弯及旋转活动。注意其活动在何角度出现肢体放射痛，或沿何神经分布区放射。并注意其他症状的出现，有助于确定颈椎病的类型。

（2）触诊时术者立于患者后方，一手扶其头部，另一手拇指由上而下逐个触摸颈椎棘突，可发现：①患椎棘突偏离脊柱中心轴线；②患椎后方项韧带剥离、钝厚、压痛或有条索状硬物；③多数患者向棘突偏歪侧转头受限或有僵硬感；④患椎平面棘突旁开一横指处可有压痛，并沿一定的神经分布区放射至患侧上肢。

（3）注意患侧肢体有无发凉、肌萎缩与肌力、肌张力变化等情况。

（4）椎间孔挤压试验阳性、闭气缩肛试验阳性、臂丛神经牵拉试验阳性，对神经根型和椎动脉型颈椎病的诊断具有临床意义。

（5）神经协同检查应注意颈神经分布区的痛觉、触觉、温度觉有无改变，肱二头肌、三头肌腱反射有无减弱或消失，并注意下肢腱反射情况及有无病理反射。

（6）X线检查。在治疗前，为了协助或明确诊断，一般须拍摄正、侧、斜位片。重点观察颈椎生理曲线、钩椎关节、关节突间关节、椎间盘、椎间隙、棘突顺列、椎体缘等变化情况。必要时可进行CT检查或脊髓、椎间盘、椎动脉造影等。

其他辅助检查均有助于本病的诊断。如肌电图、心电图、脑电图等。

【鉴别诊断】

1. 脊髓型颈椎病应与下列疾病相鉴别

（1）颈段脊髓肿瘤：患者可有颈、肩、枕、臂、手指疼痛或麻木。同侧上肢为下运动神经元性损害（出现软瘫），下肢为上运动神经元性损害（出现硬瘫）。症状逐渐发展到对侧下肢，最后到达对侧上肢。受压平面以下感觉减退及运动障碍的情况，开始为布朗－塞卡综合征的表现（在脊髓半侧损害时，患部以下对侧痛觉、温度觉消失），逐渐加重，最后呈现脊髓横贯性损害的现象。鉴别点：① X 线平片显示椎间孔扩大，椎体或椎弓破坏；②脊髓碘油造影，可显示梗阻部造影剂呈倒杯状，脊椎穿刺奎肯施泰特试验（简称奎氏试验）阴性；③完全梗阻的病例，脑脊液呈黄色，易凝固，蛋白含量增高。

（2）原发性侧索硬化症：是一种原因不明的神经系统疾病。当其侵犯皮层脊髓运动束时，表现为双侧锥体束受损，肌张力增高，浅反射消失，多为其他硬化症的前驱症状。鉴别点：①无感觉障碍；②腰穿奎氏试验通畅；③脊髓造影无梗阻现象。

（3）肌萎缩侧索硬化症：也是一种致病因素尚未明确的神经系统疾病（为脑运动核、皮层脊髓束和脊髓前角细胞受损害的疾病）。多发生于中年人的颈膨大部，起病缓慢。主要症状是：①上肢肌肉萎缩性瘫痪，小肌肉受累尤著，手呈鹰爪形，这是因为脊髓前角细胞受累所致；②下肢呈痉挛性瘫痪，腱反射活跃或亢进；③病变发展到脑干时，可发生延髓麻痹而死亡。鉴别点：①无感觉障碍；②脊髓造影无阻塞现象。

2. 神经根型颈椎病应与下列疾病相鉴别

（1）风湿病（包括关节炎与肌肉筋膜炎）：有颈肩痛、颈部活动受限及手部麻木等现象。鉴别点：①有多发部位疼痛史；②无放射性疼痛；③腱反射无改变；④麻木区不按脊神经节段分布；⑤服用抗风湿类药物后症状可以明显减轻。

（2）颈肋综合征：为肩部下垂时，前斜角肌压迫臂丛神经及锁骨下动脉而产生的症状。疼痛可向肩、肘、手部放射，尺侧手指发麻。鉴别点：①有血管症状，如手部发凉、发白或发紫、桡动脉搏动减弱或消失；② X 线正位片可提示有颈肋或第 7 颈椎横突过长。

（3）心绞痛：颈椎病有左上肢或双侧上肢尺侧疼痛，同时合并有右侧胸大肌筋膜炎时，应与心绞痛鉴别，前者在压痛区局部封闭后可以止痛，后者则无肌肉的压痛点，发作时多有胸闷、气短的感觉。心电图如有变化，服用硝酸甘油可以立即止痛。

3. 椎动脉型颈椎病应与下列疾病相鉴别

（1）梅尼埃病：又称发作性眩晕，是由内耳的淋巴代谢失调，淋巴分泌过多或吸收障碍，引起内耳迷路积水，内耳淋巴系统膨胀、压力升高，致使内耳末梢感受器缺氧和变性所致。症状有头痛、眩晕、恶心、呕吐、耳鸣、耳聋、眼震、脉搏变慢及血压下降等。鉴别点：发病与大脑功能失调（包括过度疲劳、睡眠不足、情绪被动）有关，而不是由于颈部的活动所诱发。

（2）内听动脉栓塞：突然发生耳鸣、耳聋及眩晕，症状严重而且持续不减。

4. 交感神经型颈椎病应与冠状动脉供血不足相鉴别　冠状动脉供血不足患者发作时心前区疼痛剧烈，伴有胸闷、气短，且只有一侧或两侧上肢尺侧的反射痛，而没有颈脊神经根刺激体征。心电图有异常改变，服用硝酸甘油类药物时症状可以缓解或者减轻。

【治法】

提气通阳，散寒除湿，宣痹止痛。

【施术穴位及操作方法】

主穴：后风（拇指、食指提弹法，药酒火功）、千斤塔（拇指或中指点拨法）、太极血（拇指点拨法）。

辅穴：雪花盘（药酒火功）、官中（拇指或中指点拨法）、活节（拇指或中指点拨法）、风性（拇指或中指滑弹法）、双风痹（拇指点法、药酒火功）、魁星（拇指、食指、中指提弹法）、热前（拇指点法）、内鸡（拇指点法）、防道（拇指点拨法）、广盖（中指点法）。

另可酌情配合疏法行气活血、禅指揉药散寒通痹止痛，根据各证型合理运用配伍。

【方义】

轻弹后风、千斤塔、太极血三穴合用使纲举目张、筋柔骨顺、气血调和、通而不痛。颈型颈椎病一般一次见效，三五次即愈。操作时可着重操作千斤塔穴，点中带拨，带动本穴下筋性组织向后方滑动而不滞手，以疏通颈部两侧肌肉，达通络止痛之效（治疗颈椎病、眩晕病等疾病时，如操作得体，患者常感觉颈肩部猛然轻松、眼睛明亮）。神经根型颈椎病治宜宣痹止痛为主，轻点双风痹（本穴手法操作得体，患者往往有酸胀感自穴位沿肩后外侧向手臂放射），点拨官中（轻点轻拨，本穴操作得体，患者往往有酸胀感自穴位向食指、中指方向放射）、活节（轻点轻拨，本穴操作得体，患者往往有酸胀感自穴位向食指、中指方向放射，并带动中指弹动），轻弹风性（本穴手法操作得体，患者往往有中电样窜麻感自穴位向五指指尖放射），四穴合用以活血化瘀、宣痹止痛；配合双风痹火功（壮火，重叩重捂）、禅指揉药以增强疗效。脊髓型颈椎病在神经根型颈椎病治疗的基础上如出现下肢症状，可配合弹拨魁星（轻提重弹），轻点热前、内鸡、点拨防道（轻点重拨），配合局部火功（在颈髓压迫节段体表投影区操作时要壮火，轻叩重捂；余部位力度要轻，火势、时间应根据部位的不同灵活运用）。交感神经型颈椎病在原有治疗基础上可用三指疏法疏理前额及头侧，同时在 C1~C3 棘突前缘施以药酒火功（少火，轻叩轻捂）。颈源型眩晕病加点广盖（中指点法，轻点一下，不回手），配合三指疏法疏理前额及头侧，最后后风、雪花盘火功（少火，轻叩轻捂），且揉药后风穴。混合型颈椎病可视病情和症状，辨证施治，灵活运用上述治疗方法。

【注意事项】

（1）平时应避免颈部过劳，防止受凉；长期伏案工作者应注意颈部的保健，多做颈部活动，以预防颈椎病的发生。

（2）颈椎病急性期应平卧休息，工作时可用高围领限制颈部活动。

（3）灸法对轻度颈椎病效果较好，病情较重时，需要配合牵引、推拿、针刺治疗。对中央型颈椎病且逐渐加重者，应及早手术治疗。

（4）适宜的枕头对预防颈椎病的发生十分有益，应提倡低枕，不宜

“高枕无忧”（高枕易使关节囊及韧带紧张，血管迂曲，血流不畅，气管前屈，呼吸不畅）。一般地说，仰卧时宜低枕，侧卧时宜稍高。要避免不正确的睡眠姿势，以防止病情复发和加重。

（5）加强颈部功能锻炼，如前屈、后伸，左右侧屈，左右旋转活动；可提倡颈臂功练习。颈部功能锻炼，可预防颈椎病的发生，有利于颈椎病的恢复及疗效的巩固。

【典型病例】

李某，女，56岁，1999年3月初诊。患者自诉间断性头痛伴右颈部疼痛5年余，加重伴右上肢酸麻1周。右颈部侧屈位活动受限，长时间低头或伏案工作后明显，休息后缓解。既往间断去当地诊所口服药物治疗，症状时好时坏。查体：颈部肌肉僵硬，右颈部活动受限，C5~C6椎旁压痛，椎间孔挤压试验阳性、臂丛神经牵拉试验阳性，X线片显示：颈椎生理曲度变小，C5~C6、C6~C7椎间盘突出。畏寒喜热，二便调，舌淡红，苔薄白，脉弦细。诊为混合型颈椎病，证属寒湿阻络型。治宜温经活血、祛寒除湿、通络止痛。给予常氏点穴治疗。经常氏点穴治疗一个疗程后，颈部疼痛明显改善，C5~C6椎旁压痛点减轻，右颈部活动范围尚自如；同时嘱患者进行颈部活动锻炼。继续治疗一个疗程后，颈部疼痛基本消失，颈部活动自如。再三叮嘱患者勿长时间低头或伏案工作，多注意休息。随访1个月未复发。

二、落枕

【概述】

落枕属于伤筋的范畴，由于长期、单一的姿势或睡姿致劳损颈部伤筋。伤筋之后，复感风、寒、湿邪，局部伤瘀夹痹，造成落枕。

现代医学认为，落枕多因体质素虚、劳累过度、睡眠时头颈部位置不当，或枕头高低不适或太硬，使颈部肌肉，如胸锁乳突肌、斜方肌、肩胛提肌等长时间维持在过度伸展位或者紧张状态，引起颈部肌肉静力性损伤或痉挛，肌肉气血凝滞、经脉瘀阻，使颈部脉络受损，或风寒侵袭颈背部，寒性收引使经络拘急；或因颈部经络气血失和，运行不畅而发此病。颈项侧部经络受损，气血阻滞为本病主要病机。本病四季均可发生，但以秋冬两季最多；男女发病均等；左右发病概率相当。从损伤部位来看，可有颈部肌肉损伤、韧带损伤、椎间关节的损伤。

【病因病机】

感受风寒，使颈背部气血凝滞，筋络痹阻，以致僵硬疼痛，活动不利。如夜间睡眠姿势不良，枕头不合适，过高过低或过硬使一侧肌群长时间处于过度伸展状态，受到静力性损伤，造成肌肉（如胸锁乳突肌、斜方肌、肩胛提肌等）水肿，或睡眠中颈部肌肉完全放松，翻身时颈部肌肉不协调用力造成损伤。

【临床表现】

（1）颈部疼痛：其特点是疼痛多为剧烈疼痛；疼痛在睡眠后出现；疼痛多在一侧，亦可两侧疼痛；疼痛在颈部活动时明显加重，较重的向上可波及头部，向下可波及上肢。

（2）功能受限：颈部可出现不同程度的功能受限，各方向功能均可受限，但以向患侧旋转受限为主。

（3）颈部可因疼痛出现颈部歪斜，也可见到“头向前冲”等现象。

（4）颈肩部肌肉痉挛、压痛。

（5）可出现颈部棘突偏歪、颈椎生理曲度减小或反张、两侧有不对称感。

【诊断要点】

（1）因睡眠姿势不良或感受风寒后所致。

（2）急性发病，睡眠后一侧颈部出现疼痛、酸胀，可向上肢或背部放射；活动不利，活动时患侧疼痛加剧，严重时头部歪向患侧。

（3）患侧常有颈肌痉挛，胸锁乳突肌、斜方肌、菱形肌及肩胛提肌等处压痛。在肌肉紧张处可触及肿块和条索状的改变。

【鉴别诊断】

1. 寰枢椎半脱位　主要症状为颈痛；颈部左右旋转不对称；C1、C2 处压痛；触摸 C1、C2 的两侧时有不对称感，即一侧为骨性的隆起，一侧为软性的凹陷。颈椎张口位 X 线片可明确诊断。

2. 颈椎病　颈椎病分为颈型、神经根型、脊髓型、椎动脉型、交感神经型及混合型等六种类型。鉴别要点参考颈椎病的临床表现。

【治法】

舒筋通络，活血止痛。

【施术穴位及操作方法】

寒闸（拇指点法）、千斤塔（拇指或中指点法，食指、中指提弹法）、双风痹（拇指点法）、雪花盘（药酒火功）、后风（拇指或中指滑弹法）、太极血（拇指点拨法）。

【方义】

重点寒闸（点穴的同时嘱患者慢慢活动颈部），以引气上行，使气行气动，动则不痛。点拨太极血（轻点重拨）以改善颈肩部筋性组织的紊乱、痉挛状态。后风、千斤塔两穴居颈项侧部，为主要的病变部位，两穴操作得体，或点或弹，以提纲挈领，使筋柔血行，动则不痛。重点双风痹助其祛风寒湿邪。六穴相配，手法得当，常即刻取效。风寒阻滞或寒湿闭阻可配合药酒火功雪花盘（少火，重叩轻捂）治疗。

在本病中，颈部前屈活动受限时，应重点操作后风、千斤塔两穴（滑弹，手法宜轻）；后仰活动受限时，重点操作千斤塔、太极血两穴（千斤塔用点拨法、重点而轻拨，拨动时手指应一滑而过，不可按实；太极血操作同理）；颈部侧转活动受限时，重点操作千斤塔穴，以拇指点法，点中带拨，带动本穴下筋性组织向后方滑动而不滞手，如操作得体，患者常感觉颈肩部猛然轻松、眼睛明亮。

【注意事项】

（1）在诊断本病时应对病位、病性进行诊断。

（2）本病治疗后应注意休息，避免再受寒凉刺激。

（3）如果反复发生落枕，有可能是颈椎病的先兆。

（4）当颈部发生扭伤时，一般可按落枕进行治疗。但如果扭伤较重，特别是中年人的扭伤、运动损伤，要特别注意有无颈椎椎间关节脱位、一过性脱位、脊髓损伤。

【典型病例】

王某，男，19 岁，1995 年 7 月初诊。患者诉右颈部疼痛、活动不利 2 天。追问原因，2 天前夜晚睡眠姿势不当，且吹空调过度，晨起后出现右颈部疼痛，且头偏向右侧，活动受限。查体：颈部肌肉有触痛，颈项活动不利，不能自由旋转；C3~C6 椎旁压痛，右侧屈位活动受限，右侧斜方肌轻度肿胀、僵硬，触之有“条索感”，压痛明显，余无明显特殊不适。患者微恶寒，颈项部疼痛重着，二便调，舌淡红，苔薄白，脉浮紧。诊为落枕，证属风寒浸淫证。治宜祛风散寒、活血通络止痛。遂行上法治疗。经治疗 1 次后，患者颈部疼痛明显减轻，头部可向左侧偏斜。继续治疗 2 次后颈部疼痛好转，活动自如，头部可自由旋转。嘱其改善睡觉姿势，勿过度受风。随访 1 周未复发。

三、肩关节周围炎

【概述】

肩关节周围炎简称“肩周炎”，又称“漏肩风”“五十肩”“冻结肩”等。它是以肩关节酸重疼痛、运动受限为主症的病症。传统医学认为，风寒为本病的重要诱因，故常称为“漏肩风”。因本病多发于 50 岁左右的人群，故俗称“五十肩”。因患肩局部常畏寒怕冷，尤其后期常出现肩关节的粘连，肩部呈现固结状，活动明显受限，故又称为“肩凝症”“冻结肩”等。静止痛为本病的特征，表现为日轻夜重，夜间常可痛醒。本病早期以疼痛为主，后期以功能障碍为主。

本病病程较长，常有数月疼痛病史。初为轻度肩痛，活动失灵，逐渐加重。疼痛一般位于肩前外侧，可向颈、耳、前臂和手放射，但无感觉障碍。严重者，稍一触碰，即疼痛难忍，或夜不能眠，或半夜痛醒（静止痛），不能患侧卧位，肩活动受限，穿、脱衣服困难，甚至不能梳头、洗脸、漱口或洗澡等。患肩肌肉萎缩，背阔肌和大、小圆肌等有痉挛。肩部压痛广泛，以肱二头肌长头腱部压痛最为明显。肩活动严重受限，尤以外展、外旋、后伸为甚。晚期肩关节外展、外旋、后伸明显障碍，甚至可呈僵硬状态，或伴肌肉萎缩。X线检查一般为阴性。

【病因病机】

肩周炎在中医属“痹证”范畴，以风寒湿三气杂合、慢性损伤、外伤为主要致病因素，也与患者身体虚弱、腠理空疏、年老肝肾不足、饮食劳倦内伤而致气血虚弱，精气不足等因素有关。内因：①肝肾不足，精血亏虚，多由于素体虚弱，肝肾不足或久病不愈，耗伤肝肾或七情内伤，劳伤精血所致。②气血虚弱，血不养筋，多由于年老气血不足，或久病不愈，气血两伤；或因脾气虚，化源不足，不能生化而继见血少，以致气血两虚；或因失血，气随血耗致气血两虚所致。③亦有因肾气不足，先天不能滋养后天，而致后天不足，气血亏虚。④内伤七情，气滞血瘀，情志不调，精神紧张，机体气机运行失常，肝气郁结郁滞，气滞则血瘀。⑤肩部气滞血瘀不通则产生疼痛，或胀痛，或刺痛。⑥饮食失节，痰湿内生，脾胃主运化水湿，过食生冷，损伤脾胃，运化失职，水湿内停，日久湿聚而为痰，形成痰湿，痰浊水湿留于肩部经络筋骨，壅滞气血，则肩部疼痛重着，湿性黏滞，故肩痛缠绵，长期不愈。外因：①风寒湿邪的侵袭，风寒湿侵袭于肩，导致肩部筋脉挛缩，诸筋协同运动失调，筋肉间粘连，痹阻筋脉，则引起疼痛和功能障碍。②肩部外伤，虽由外触，势必内伤，先及皮肉，次及筋骨，皮肉筋骨的损伤，必然导致血溢脉管之外。轻者见周围软组织肿胀、皮肤青紫、肩部疼痛、关节屈伸不利；重者造成肩关节周围韧带及肌腱的撕脱、断裂，肩部剧痛，肩关节功能活动严重受限等。③慢性劳损，长年累月积劳损伤，或姿势不正，使人体持续劳累，超过了肩部皮肉筋骨的抵御能力和耐受范围，积劳成疾。④肩关节周围某一筋膜被拉伤或部分断裂，其功能活动减弱或丧失，日久必然导致其他筋的慢性损伤。⑤血从损伤的筋肉多次微量溢于脉外而又不能被消散吸收，则形成血瘀粘连。

【临床表现】

1. 肩周炎急性期　起病急骤，疼痛剧烈，肌肉痉挛，关节活动受限。夜间剧痛，压痛范围广泛，喙突、喙肱韧带、肩峰下、冈上肌、肱二头肌长头腱、四边孔等部位均可出现压痛。急性期可持续 2 ~ 3 周。X 线检查一般呈阴性。

2. 肩周炎慢性期　疼痛相对减轻，但压痛仍较广泛，关节功能受限发展到关节僵硬，梳头、穿衣、举臂托物均感动作困难。肩关节周围软组织呈冻结状态。年龄较大或病程较长者，本期可持续数月乃至 1 年以上。

3. 肩周炎功能恢复期　患者肩关节隐痛或不痛，功能可恢复到正常或接近正常。

【诊断要点】

1. 病史　病程长短不一，由外伤或者着凉等原因引起。

2. 症状及体征　肩关节疼痛，压痛，活动受限。

3. 影像学检查　急性期 X 线检查一般呈阴性；慢性期 X 线平片可见肩部骨质疏松，或冈上肌腱、肩峰下滑囊钙化征。

【鉴别诊断】

1. 肩关节结核　常伴肺结核。有低热、消瘦等全身症状。多发于成年人，亦可发生于任何年龄。血沉快，可达 50 mm/h 以上。X 线片可见骨质明显疏松、骨质破坏及坏死形成，甚至出现肩关节半脱位。

2. 颈椎间盘突出症　急性发病，以神经根性剧痛为主，即疼痛沿神经分布区放射至前臂及手部，并伴有感觉及肌力改变。颈部活动受限而肩关节活动正常。

3. 骨肿瘤　原发骨肿瘤多见于青少年，年老患者多为转移癌，故全身症状明显。X 线检查可资鉴别。

4. 肩袖损伤　肩袖损伤后患者常感肩外侧疼痛较甚，外展时疼痛加剧，肩部主动外展受限，肱骨大结节部有明显按压痛。肌肉瘫痪时肩关节显示脱位状态。肩关节镜检查可资鉴别。

【治法】

益气通阳散寒湿，活血化瘀除痹痛。

【施术穴位及操作方法】

塔埃（拇指点法）、千斤塔（拇指、食指、中指提弹法）、前腕（拇指、食指、中指提弹法）、后腕（拇指、食指、中指提弹法）、血盆（拇指点法）、双风痹（拇指点法）、官中（拇指点拨法）、活节（拇指点拨法）、风性（中指滑弹法）。

【方义】

治疗可根据肩周炎临床分期，着重有次进行序贯治疗。急性期表现以疼痛为主要症状时，可在喙突下、肱骨大结节、肱骨小结节、肩峰下、冈上肌腱等重点疼痛部位予以药酒火功，运用壮火、重叩轻捂手法以达活血化瘀、消肿止痛之效；之后轻点血盆以活血，重点塔埃，重弹千斤塔和前腕、后腕以提气通阳、软筋散结，轻拨官中、活节，滑弹风性，以疏通手臂瘀滞的气血，促进血行。重点双风痹升其阳气、宣通局部瘀滞的气血，辅以揉药散其湿邪，最后火功肩胛区（壮火，重叩重捂），祛风散寒而通经活血止痛。

慢性期、恢复期以功能活动障碍为主，需要在点穴前多做软组织松解手法。治疗上可先以传统推拿手法操作上述部位（喙突下、肱骨大结节、肱骨小结节、肩峰下、冈上肌腱等处），点穴手法同上。寒重者可偏重药酒火功（壮火，重叩重捂），湿重者着重禅指揉药。

另外，常氏点穴治疗本病时，不管急性期、慢性期还是恢复期，手臂前抬困难时，重点操作前腕（轻提重弹）；侧平举困难时，重点操作塔埃（轻点重拨）、千斤塔（轻提重弹）；手臂后背困难时，重点操作后腕（轻提重弹）、双风痹（拇指重点，本穴手法操作得体，患者往往有酸胀感自穴位沿肩后外侧向手臂放射）；手臂麻木者，重点操作活节（轻点轻拨，本穴操作得体，患者往往有酸胀感自穴位向食指、中指方向放射，并带动中指弹动）、官中（轻点轻拨，本穴操作得体，患者往往有酸胀感自穴位向食指、中指方向放射）、风性（轻弹，本穴手法操作得体，患者往往有中电样窜麻感自穴位向五指指尖放射）、双风痹（拇指重点）四穴。学者在临床中，可根据情况灵活运用。

【注意事项】

（1）要注意防寒，避免空调、风扇直吹，注意冬季时肩部的保暖。

（2）在肩周炎发作期间要防止劳累，避免提重物，减轻持重，缓解疼痛。

（3）饮食方面要注意少食生冷的食物，特别注意少喝凉茶。

（4）坚持功能锻炼，可做“爬墙”运动，站立，患侧向墙，手指逐渐向上爬行直至疼痛而不能向上。

【典型病例】

案1 陈某，男，48岁，1988年12月初诊。患者自诉右肩部酸痛6年余，活动受限，入夜加重，难以入睡。既往于外院确诊为肩关节周围炎，经针灸治疗后症状稍缓解，但每遇天气转凉及下雨天则复发。查体：右肩部酸痛，肱二头肌长头腱压痛（+），大、小圆肌压痛（+）、痉挛，肩关节活动明显受限，夜间及受凉后加重，大小便正常，余无明显不适，舌淡，苔白，脉沉细。诊为：漏肩风，证属寒湿凝滞经络。治宜温经通络，散寒除湿止痛。遂行上法治疗，并嘱患者平素注意保暖，每日做“爬墙”训练。经治疗 3 次后，肩关节活动度明显改善，压痛点明显减轻。继续治疗 8 次，诸症皆愈，右肩关节活动自如。嘱其加强锻炼，随访 1 年未复发。

案 2 王某，男，50 岁，1983 年 8 月初诊。自诉两年前晨起后无明显诱因出现左肩僵硬疼痛，痛及颈椎，继而左肩关节出现活动障碍，头部歪向右侧，曾在外院间断住院治疗 1 年余，除服药外，用过针灸，包括电针、水针等疗法，效不佳。肩部肌肉日见萎缩，1983 年春节前患肢出现麻木，无知觉，肘关节屈伸时疼痛，长期用三角巾将患肢悬挂胸前，不能正常工作、生活。查体：左肩关节压痛广泛，三角肌萎缩，肩峰突起。患肢上举比健肢相差 32 cm，内收相差 6 cm，后伸屈肘相差 25 cm。诊断：漏肩风。遂行上法治疗，并嘱患者平素注意保暖，每日做“爬墙”训练。三诊时患肩压痛明显减轻，上举达 21 cm。六诊时患肢麻痹消失，知觉恢复。经 16 次治疗后，患肢上举与健肢相平，后伸屈肘时疼痛大为减轻，可摸到肩胛下角。20 次治疗后左肩关节活动基本恢复。继续治疗 5 次后症状基本消失，恢复健康。应患者要求，增加 5 次治疗，巩固疗效。随访 1 年未复发。

四、肩峰下滑囊炎

【概述】

肩峰下滑囊又称三角肌下滑囊，是全身最大的滑囊之一，位于肩峰、喙肩韧带和三角肌深面筋膜的下方，肩袖和肱骨大结节的上方。因肩部的急、慢性损伤，炎症刺激肩峰下滑囊，从而引起肩部疼痛和活动受限为主症的一种病症，称为肩峰下滑囊炎。肩峰下滑囊炎可分为原发病变、继发病变两种，大多为继发病变，常继发于肩峰下滑囊周围邻近组织的外伤、劳损或退变。而冈上肌腱炎与本病的关系更为密切。这是因为冈上肌腱在肩峰下滑囊的底部，当冈上肌腱发生急、慢性损伤时，滑囊也同时受损，从而继发肩峰下滑囊的非特异性炎症。

【病因病机】

肩峰下滑囊炎病位在肩，属中医“痹证”范畴。盖因肝肾亏虚、气血不足，以致经脉失养，风寒湿邪相兼为患，客于肩部，导致经络气血痹阻，肌腱失去濡养。故应舒筋通络，调气活血，使肿胀消退，达到通则不痛之目的。

对本病而言，药酒火功有特效。因酒、火均为温热之品，所用药物更能活血化瘀、除风散寒胜湿，酒助火势，火借酒威，药借酒力，功效有质的提升。

【临床表现】

本病临床中常有肩部慢性劳损病史，发病后以肩部疼痛、运动受限和肩峰下局限性压痛为其主要症状。初起肩外侧不适，继而疼痛并逐渐增剧，夜间疼痛较甚，常常痛醒，运动时疼痛加剧，尤以外展、外旋时为甚，一般位于肩峰下肩关节的深处并涉及三角肌的止点，亦可向肩胛部、颈部及手指放射。有的肿胀明显，可在三角肌前缘鼓出一囊性肿块，肩部轮廓也扩大。急性损伤者多有明显外伤史。

【检查】

1. 压痛　肩关节外侧肩峰下和大结节处有明显的局限性压痛。

2. 肿胀　急性期由于滑囊的充血、水肿，在肩关节前方可触及肿胀的滑囊。

3. 功能障碍　急性期的功能障碍多因疼痛所致；慢性期的功能障碍则因滑囊壁逐渐炎变、增厚，且与腱袖粘连所致。尤以外展、外旋为甚。

4. 肌肉萎缩　早期出现冈上肌、冈下肌萎缩，晚期则出现三角肌萎缩。

5. X 线检查　早期肩关节多属阴性，晚期可见冈上肌腱内有钙盐沉着。

【诊断要点】

本病的主要临床特点是肩外侧深部疼痛，并向三角肌止点放射。肩关节活动受限则以外展、外旋为甚，结合相关检查，可明确诊断。

【鉴别诊断】

1. 肩关节结核　局部酸痛，常伴有潮热盗汗，肩部肌肉萎缩明显，活动功能多方向受限，血沉快，X 线片示骨质破坏，并关节腔变窄。

2. 冈上肌腱炎　肩峰下疼痛，但有典型之疼痛弧综合征。

【治法】

活血通络，舒筋止痛。

【施术穴位及操作方法】

千斤塔（拇指、食指、中指提弹法）、塔埃（拇指点、拨法）、官中（拇指点、拨法）、活节（拇指点、拨法）。

【方义】

提弹千斤塔（轻提轻弹）以提纲挈领，重点塔埃（重点轻拨）以舒筋通络、解痉止痛，配合点拨官中（重点轻拨，本穴操作得体，患者往往有酸胀感自穴位向食指、中指方向放射）、活节（本穴操作得体，患者往往有酸胀感自穴位向食指、中指方向放射，并带动中指弹动），以疏通手臂经络气血，促进血行；辅助患处火功（壮火，重叩重捂），增强其活血通络、舒筋止痛之效。急性期偏重在局部痛点处予以药酒火功治疗（壮火，重叩重捂）。

【注意事项】

（1）急性期手法宜轻柔，切不可用力过重，以免加重滑囊损伤；慢性期手法可稍重，但在用弹拨手法时，用力也不可重滞。

（2）患肩不可过分强调制动，急性期适当减少运动，慢性期则应加强适当的功能锻炼。

（3）注意局部保暖。

【典型病例】

李某，男，42岁，2014年10月15日于我科就诊。主诉：左肩外侧疼痛3周，加重2天。患者自述3周前因物体从高处坠落撞击于左肩部，出现左肩偏外侧部疼痛，局部皮肤青紫色，去当地诊所治疗，建议冰敷治疗和休息。遂自行在家冰敷，疼痛略止，但肩部活动受限。继续冰敷2天，左肩部疼痛加重，伴左肩活动受限，局部皮肤隐现青色。查体：左肩关节前外方肌肉肿胀饱满，肩峰下可触及一囊性肿块，肱骨大结节处压痛明显；左肩外展、旋转、后伸受限。左肩平片（DR）示：左肩未见异常。诊断：左肩峰下滑囊炎，属肩部筋伤，由外伤后复感寒邪所致。治宜活血化瘀、舒筋通络。遂行上法治疗。治疗一个疗程后，患者肩部疼痛明显减轻，左肩可外展、旋转，但后伸动作仍受限；继续上法治疗2次后，左肩后伸动作自如，肩部可自由活动，肩外侧疼痛消失。嘱患者左肩勿用重力，注意局部保暖。随访3个月未见复发。

五、肱骨外上髁炎

【概述】

肱骨外上髁炎，俗称“网球肘”，一般指肘关节肱骨外上髁部疼痛，肘关节活动时疼痛加重，伴有伸腕或前臂旋转功能障碍的慢性劳损性疾病。此类病症属于中医“伤筋”“痹证”的范畴，相当于西医的肱骨外上髁炎、肱骨内上髁炎和尺骨鹰嘴炎等。临床上肱骨外上髁炎较为常见，即肱骨外上髁处附着的前臂腕伸肌总腱的慢性损伤性肌筋膜炎；次为肱骨内上髁炎，是肱骨内上髁处附着的前臂腕屈肌腱的慢性损伤性肌筋膜炎；尺骨鹰嘴炎偶有出现，是尺骨鹰嘴处附着肌腱的慢性劳损。凡是引起肘关节肌肉、肌腱、韧带、关节囊、筋膜等软组织及部分软骨的急、慢性损伤者，都属于肘劳。中医认为，劳累汗出，营卫不固，寒湿侵袭肘部经络，使气血阻滞不畅；或长期从事旋前、伸腕等剧烈活动，使经筋损伤，经气郁滞，不通则痛，从而导致肘部疼痛，活动障碍。本病一般起病较缓，反复发作，迁延日久，多见于经常使用手臂工作的劳动人员。

【病因病机】

本病内因为人体气血虚弱，血不荣筋，肌肉失去温煦，筋骨失于濡养；外因是肱骨外上髁腕伸肌附着点的慢性劳损及牵拉，如乒乓球、网球运动员的“反拍”击球，泥瓦工、理发员、会计以及偶然从事单纯收缩臂工作的人，都会引起附于肱骨外上髁部肌腱、筋膜的慢性劳损，当腕背或前臂旋外过度都会使附着于肱骨外上髁部的腕伸肌腱、筋膜受到牵拉而致伤。

【临床表现】

肘关节外侧疼痛，疼痛呈持续渐进性发展。进行诸如拧衣服、扫地、提壶倒水等动作时疼痛加重，由于肘关节外侧局部疼痛导致肩臂乏力，握力减弱，严重者甚至持物不稳，经过休息疼痛可缓解。

【诊断要点】

肘关节外侧疼痛，疼痛呈持续进行性加重，可向前臂外侧放射。检查见肘关节外侧压痛，握拳、伸腕及旋转动作可引起肱骨外髁处疼痛加重，前臂伸肌牵拉试验阳性。X 线检查一般无异常变化，有时可见钙化阴影、肱骨外上髁粗糙、骨膜反应等。

【鉴别诊断】

1. 颈椎病　神经根型颈椎病可表现为上肢外侧疼痛，容易和本病相混淆。神经根型颈椎病的上肢外侧疼痛为放射性痛，手及前臂有感觉障碍区，无局限性压痛，与本病可资鉴别。

2. 肱骨内上髁炎　肱骨内上髁炎与本病的发病机制相似，也为肘部疼痛、活动受限，但其主要表现为内上髁处疼痛和压痛，检查时在前臂旋后、腕关节背伸时伸直肘关节可引起局部疼痛加剧，与本病检查时前臂旋后、腕关节掌屈时伸直肘关节引起局部疼痛加剧有明显区别。

【治法】

理筋整复，活血化瘀。

【施术穴位及操作方法】

塔埃（拇指点法）、千斤塔（拇指、食指、中指提弹法）、血盆（拇指点法）、双风痹（拇指点法）、活节（拇指点拨法）、官中（拇指点拨法）。

【方义】

轻点血盆，重点塔埃，提弹千斤塔（轻提重弹）以活血化瘀、镇静止痛；重点双风痹（本穴手法操作得体，患者往往有酸胀感自穴位沿肩后外侧向手臂放射）加强活血通经止痛之效；重拨活节（本穴操作得体，患者往往有酸胀感自穴位向食指、中指方向放射，并带动中指弹动）、官中（本穴操作得体，患者往往有酸胀感自穴位向食指、中指方向放射），软筋、松筋，疏通局部气血，使气行血行，通则不痛；配合痛点火功（少火，轻叩重捂），活血化瘀通络以收四两拨千斤之效，肘劳自愈。

【注意事项】

（1）保持肌肉强壮，可以吸收身体突发动作的能量，减少“网球肘”的发生。

（2）运动前先热身，然后牵拉前臂肌肉。

（3）从事需要前臂活动的运动项目时，要学会正确的技术动作，避免“网球肘”。

（4）增强自我保护意识，充分认识肘关节受伤带来的后果，了解和掌握预防肘关节损伤的基本知识和方法，并在训练中做好准备活动，掌握正确技术，养成不乱击球、不乱发球等良好习惯，肘关节受伤，则应积极休息和治疗。同时，可用支撑力较好的护腕和护肘把腕部和肘部保护起来，限制腕、肘部的翻转。

【典型病例】

案1 魏某，女，50岁，1983年8月初诊。患者自诉两肘酸痛、怯冷，旋臂、伸腕时肘部疼痛，提物乏力，病已六七年，症况渐甚，诉与拉小提琴有关。曾做针刺治疗，效不佳。查体：双侧肘部肱骨外上髁压痛（++），Cozen试验左侧肘部阳性，右侧肘部弱阳性，握力差。诊为肘劳。行上法治疗1次，二诊时两侧肱骨外上髁压痛明显减轻，自觉两肘部酸痛、怯冷症状有所好转。继行上法治疗3次后自觉两肘部肱骨外上髁无明显压痛和不适，提取如常，Cozen试验右侧肘部阴性，左侧肘部弱阳性。为巩固疗效，继续治疗5次，以善其后。随访3个月未复发。

案2 王某，男，35岁，1991年11月初诊。患者自诉从业10余年，近年来常感觉右臂肘部阵发疼痛，并逐渐加重，近3天加重明显，晨起洗脸拧毛巾时，感觉右臂用不上力气，强行用力时，疼痛明显加剧。查体：右肘关节活动可，局部红肿不明显，右肘关节外侧、肱骨外上髁、肱桡关节和桡骨头前缘等处找到明显压痛点，腕关节背伸时疼痛加剧。诊为肘劳。一次治疗后，患者即右肘部疼痛有所缓解，三诊时诉疼痛明显减轻，治疗5次后，基本痊愈。随访3个月未复发。

六、肱骨内上髁炎

【概述】

肱骨内上髁炎是指前臂屈肌总腱肌腱的起始部位疼痛和压痛的慢性劳损性疾病。高尔夫球、垒球等运动时肘关节存在明显的外展应力，而肘内侧有拉张应力，加之腕屈肌的突然收缩而致前臂屈肌止点劳损，故又称高尔夫球肘。凡能使前臂外旋和屈腕运动的工种都易发生此病。其发病机制与肱骨外上髁炎相似，但远不及后者常见。《素问·长刺节论》记载："病在筋，筋挛节痛，不可以行，名曰筋痹。"故肱骨内上髁炎可属于"伤筋""痹证"的范畴。因其肘部疼痛，肘关节运动功能障碍，又称为"肘痛""肘劳"。

【病因病机】

现代医学对于肱骨内上髁炎的确切发病机制依然不明确，普遍被认可的理论为肱骨内上髁肌群附着处局部变性、机化、粘连等，形成无菌性炎症。其病理变化为前臂屈肌总腱肌腱的撕裂、瘢痕形成，屈肌总腱下滑囊炎，肱骨内上髁骨膜炎、骨炎，肱骨关节滑膜皱襞增生、肥厚，血管神经束筋膜嵌顿以及环状韧带变性等。在祖国医学中，根据“痹者，闭也，以血气为邪所闭，不得通行而病也”“风、寒、湿三气杂至，合而为痹”，中医认为该病主要是慢性劳损所致，多由体质素弱、气血亏虚、风寒湿邪侵袭而痹阻经筋，致血不荣筋，筋骨失养而发病。

【临床表现】

本病的临床表现主要为肘关节内侧局限性疼痛、压痛、屈腕无力，肘活动正常。肘关节无明显肿胀，前臂外旋疼痛加重，搬抬重物、拧毛巾时疼痛较重。

1. 症状

（1）肘关节内侧疼痛或酸痛，尤其是在做前臂旋前并主动屈腕时疼痛加重，可沿尺侧屈腕肌向下放射，屈腕无力，提水桶困难等。

（2）肘关节无肿胀，活动正常。

2. 体征

（1）压痛：肱骨内上髁尖部下内侧有明显压痛，有时可触及变硬的肌腱及黄豆大小的痛性硬结，后者为肌腱粘连结节，皮肤外观多无红肿，但因外伤引起者局部可肿胀，甚至伴瘀斑。

（2）前臂旋后抵抗试验：检查者握住患侧腕部，令患者前臂旋后，检查者施力对抗，若引起肱骨内上髁疼痛，则为阳性。

（3）屈腕试验：患者在腕关节背伸状态下屈掌，检查者施力与之对抗，若诱发内上髁肌腱起始部疼痛即为阳性。

（4）屈肌紧张试验：令患者握住检查者的食指至小指，施力伸腕握拳，检查者手指与患者握力相对抗，出现肱骨内上髁处疼痛者为阳性。

【检查】

本病一般根据病史及临床表现便可以确诊，若为进一步明确诊断，检查者可让患者坐在椅子上，前臂置于桌子上，手掌面朝上，用力屈腕握拳，检查者与之对抗，会激发其内上髁与屈肌腱的疼痛，一般无须其他辅助检查方法，特殊情况下也可进行X线检查，需按医生的具体诊断为依据。

【诊断要点】

本病与肱骨外上髁炎相似，主要表现为内上髁处局限性疼痛和压痛，局部肿胀多不明显，检查时如果前臂外旋，腕关节背伸，肘关节伸直时可引起局部疼痛加剧。X线检查一般无异常变化。

【鉴别诊断】

1．颈椎病　神经根型颈椎病可表现为上肢外侧疼痛，容易和本病相混淆。神经根型颈椎病的上肢外侧疼痛为放射性痛，手及前臂有感觉障碍区，无局限性压痛，可与本病相鉴别。

2．肱骨外上髁炎　肱骨外上髁炎也有肘部疼痛、活动受限，但其主要表现为外上髁处疼痛和压痛，前臂旋后、腕关节掌屈时，伸直肘关节可引起局部疼痛加剧，与本病在前臂旋后、腕关节背伸时，伸直肘关节可引起局部疼痛加剧有明显区别。

【治法】

舒筋解痉，活血定痛。

【施术穴位及操作方法】

千斤塔（拇指、食指、中指提弹法）、风性（中指点拨法）、活节（拇指或中指点拨法）、官中（拇指或中指点拨法）、塔埃（拇指点法）、后腕（拇指、食指、中指提弹法）。

【方义】

先以拇指点法轻点患处局部，以做松解。而后滑弹风性（轻弹，本穴手法操作得体，患者往往有中电样窜麻感自穴位向五指指尖放射），点拨活节（轻点轻拨，本穴操作得体，患者往往有酸胀感自穴位向食指、中指方向放射，并带动中指弹动）、官中（轻点轻拨，本穴操作得体，患者往往有酸胀感自穴位向食指、中指方向放射）舒筋解痉、活血定痛；提弹千斤塔（轻提重弹）以提气通阳；重拨塔埃、轻提重弹后腕增强其解痉、活血之效，此动则不痛。点穴后使用揉药，使药物强力渗透、散寒除湿，辅以患处火功（少火，轻叩重捂），三法合功，疼痛立止。

【典型病例】

张某，男，32岁，2006年3月21日初诊。主诉：肘关节内侧疼痛7天，加重1天。患者自诉7天前抬重物后肘关节疼痛，休息后疼痛缓解，未予以重视及治疗。1天前劳累后疼痛加重，拧毛巾时疼痛明显，为求缓解疼痛，来我科门诊就诊。经询问病史，患者多从事搬重物工作。刻诊：肘关节内侧疼痛，二便正常，纳食一般，睡眠一般，舌淡苔白腻，脉弦细。查体：肱骨内上髁尖部下内侧有明显的压痛。遂行上法进行治疗。3天后疼痛明显减轻，可搬东西，但不能搬重物，连续治疗10天痊愈。3个月后随诊可正常工作，未再复发。

七、桡骨茎突狭窄性腱鞘炎

【概述】

桡骨茎突狭窄性腱鞘炎，属于中医“筋痹”范畴，是筋伤类常见疾病，多见于哺乳期女性及体质较弱的腕部过劳者，女性发病率明显高于男性，约为6 ∶ 1。随着社会的发展，该病在我国的发病率明显增高，发病时患肢疼痛红肿、活动障碍，同时它具有反复发作、远期疗效不显著等特点，给患者正常工作、生活造成了严重的影响。

现代医学认为，桡骨茎突狭窄性腱鞘炎是因劳损、外伤、受寒及体质虚弱等因素使拇长展肌腱与拇短伸肌腱的腱鞘发生炎症反应，肌腱肿胀导致腱鞘内张力增加，在腱鞘部位即桡骨茎突处产生肿胀疼痛为特征的病症。腱鞘炎常发生的部位多在桡骨茎突处、桡侧伸腕肌腱处及屈指肌腱处等，是推拿科的常见病。腱鞘炎可发生于任何年龄，以 20 岁以上的人群，尤其以女性患者居多，好发于家庭妇女和手工操作者。腱鞘炎的典型表现为腕部用力或提物时疼痛，桡骨茎突处压痛可摸到硬结，握拳尺偏试验阳性，疼痛加重。在日常活动时，拇指活动较多，造成拇指的外展肌和伸肌不断收缩，反复摩擦，形成无菌性炎症。桡骨茎突狭窄性腱鞘炎是指桡骨茎突部在长期的使用下或因为外力造成的损伤，而发生的慢性无菌性炎症。当腱鞘内的压力上升时，肌腱通过腱鞘的摩擦力也同时增加，出现较大的张力，部分鞘膜会被压入腱鞘内，被压进腱鞘管内的鞘膜在日积月累之下，渐渐形成结硬组织。

【病因病机】

中医认为，桡骨茎突狭窄性腱鞘炎是关节损伤之后经络瘀阻，影响气血循行，风寒湿邪气乘虚而入，流注关节，阻滞经络所致。“痹者，闭也，以血气为邪所闭，不得通行而病也”。桡骨茎突狭窄性腱鞘炎在中医中属于筋病。中医认为，桡骨茎突狭窄性腱鞘炎主要是长期累积的伤害导致筋脉受损，受损后局部气血瘀阻、血行不达；但亦有气血疲阻不达，无法卫外，则外邪乘虚而入，客于桡骨茎突部，以致局部瘀阻失和而产生疾病。桡骨茎突狭窄性腱鞘炎在中医中归类于“痹证”的范畴，痹证的治疗方式为除痹止痛，病因多与过度使用伤及经筋系统，或风寒湿邪入侵经脉，经脉瘀阻，因而气血运行不畅，气血发生瘀阻情形而发为本病。

【临床表现】

本病起病缓慢，早期晨起时患指发僵，疼痛，活动后缓解。疼痛逐渐加重，向腕及手指远侧放射；晚期患指除晨起疼痛，屈伸时产生扳机样动作及弹响外，严重者可出现屈曲位交锁。患者就诊原因是手指或拇指交锁，伴有弹响。在远侧掌横纹的掌骨头皮下摸到一豌豆大小压痛结节，手指屈伸时可感到结节滑动，并有弹响。桡骨茎突处局限性疼痛，可放射到手、臂和肘部，活动腕和拇指时加重。

【诊断要点】

（1）有劳损史，以及家庭妇女、长期从事腕部操作者好发。

（2）桡骨茎突部位肿胀、疼痛，或者压痛明显，腕部劳累或者寒冷刺激后疼痛加剧，或者局部腱鞘增厚，或者握物无力，活动受限。

（3）握拳尺偏试验阳性。

【鉴别诊断】

（1）患者是否有严重的神经血管、肌肉肌腱损伤和严重的骨折。

（2）需与风湿或者类风湿等其他自身免疫性疾病引起的腕关节疼痛等病症相鉴别。

（3）需与交叉综合征、第 1 腕掌关节炎及舟大小多角关节炎相鉴别。交叉综合征比较罕见，疼痛肿胀部位位于腕关节近侧 4 cm 左右的肌腹交叉处。而相邻关节的骨性关节炎多有影像学方面的改变，如骨赘形成、关节软骨退变硬化、关节间隙改变等。

【治法】

理筋整复，宣痹止痛。

【施术穴位及操作方法】

活节（拇指点、拨法）、官中（拇指点、拨法）、风性（中指滑弹法）。点穴术毕，在局部患处施以药酒火功（少火，轻叩重捂）。

【方义】

点穴前先以软组织松解手法松解局部，而后重点操作活节（轻点轻拨，本穴操作得体，患者往往有酸胀感自穴位向食指、中指方向放射，并带动中指弹动）、官中（轻点轻拨，本穴操作得体，患者往往有酸胀感自穴位向食指、中指方向放射）、风性（轻弹，本穴手法操作得体，患者往往有中电样窜麻感自穴位向五指指尖放射）三穴，软筋、松筋，疏通局部患肢气血，使气行血行，通则不痛；配合痛点火功（少火，轻叩重捂），在理筋的同时宣痹止痛。

【典型病例】

案1 张某，女，46岁，2009年7月初诊。主诉：右侧桡骨茎突部反复疼痛2年余，加重1周。患者自诉2年余前无明显诱因出现右侧桡骨茎突部局限性疼痛，有时可放射至手和肘部，活动腕部及拇指时疼痛加重，曾在多家医院就诊，诊断为“桡骨茎突腱鞘炎”，行封闭治疗后疼痛缓解。近1周来，上述症状频繁发作，疼痛持续时间延长。查体：轻度活动右侧桡骨茎突部出现局限性疼痛，在桡骨茎突部有明显压痛，握拳尺偏试验阳性。诊断：桡骨茎突腱鞘炎。处方：中指点拨风性、拇指点拨活节和官中，每个穴位点拨一次不回手。手法结束后在桡骨茎突部及肘部给予药酒火功。治疗1次后疼痛明显缓解，连续治疗4次，痊愈。3个月后随访未再复发。

案2 江某，女，35岁，2006年5月初诊。主诉：右手腕桡侧疼痛半月，加重1天。患者在家自己带两个孩子，经常抱孩子，近半月来腕部用力及提物后疼痛加剧，休息后症状不缓解，夜间为甚，影响睡眠，自行外贴跌打膏药等效果不佳。查体：右手腕桡侧压痛处微肿，疼痛波及手部，提物无力，握拳尺偏试验阳性。诊断：桡骨茎突腱鞘炎。处方：中指点拨风性、拇指点拨活节和官中，每个穴位点拨一次不回手。手法结束后在桡骨茎突部及肘部给予药酒火功。治疗1次后疼痛明显缓解，握拳尺偏试验阴性。连续治疗2次，痊愈。3个月后随访未再复发。

八、腰部软组织损伤

【概述】

本病分为腰部急性软组织损伤和腰部慢性软组织劳损。

现代医学认为，腰部软组织主要包括参与和支配脊柱运动的肌肉、肌腱和连接椎体的各条韧带及腰背筋膜、滑膜等。在正常情况下，它们共同起到连接椎体的作用，并且灵活协调地参与脊柱的功能活动。一旦直接或间接地受到外来暴力的突然刺激、撞击、扭闪或过分牵拉，造成腰部的某些软组织损伤，腰部正常的生理功能遭到破坏，出现腰痛、腰部运动不协调等症状。

【病因病机】

中医认为，急性损伤多见于青壮年，多因外伤或扭闪致局部气血瘀滞、筋骨失养，疼痛多为刺痛、部位固定不移，局部红肿、按之痛甚或疼痛拒按。此多为躯体软组织损伤而无骨折、脱臼、皮肉破损的证候。

慢性劳损可见于任何年龄阶段，多因素体气血亏虚，继感风、寒、湿等外邪或外伤失治、迁延日久致局部气血瘀滞、筋骨失养作痛。其疼痛特点多为腰部酸困不适、隐隐作痛。

【临床表现】

1. 症状

（1）腰部疼痛：腰部一侧或两侧疼痛，腰肌紧张、僵硬、活动受限。患者常以手按住腰部，借以防止因活动而发生更剧烈的疼痛，其疼痛可因活动、咳嗽、深呼吸而加剧。

（2）牵涉痛：近半数患者有下肢牵涉痛，甚者不能坐立，多出现在臀部、大腿根部或大腿后部等处。

（3）功能活动受限：明显的腰部功能活动障碍，可表现为单一方向活动困难，也可呈现几个方向。患者腰部僵直，坐、卧、翻身困难，左右转侧不利，前后俯仰牵掣作痛。

2. 体征

（1）压痛点：多数患者有局限性压痛点，压痛点多在大肠俞、腰眼穴及第 3 腰椎横突尖、髂嵴后部、腰骶部等处。

（2）肌痉挛：主要发生于一侧腰骶部的竖脊肌、臀大肌和髂腰肌。

（3）腰脊柱生理曲度改变：约半数以上患者腰脊柱生理曲度改变，出现侧凸，多向患侧倾斜，凸向健侧。疼痛和痉挛解除后，畸形则自行消失。

3. 理化检查　X 线检查时多无阳性发现，有时可见到脊柱侧凸、生理曲度改变等，亦可见到棘突偏歪或关节紊乱。

【诊断要点】

（1）腰部有损伤史，多见于青壮年。

（2）腰部一侧或两侧剧烈疼痛，活动受限，不能翻身、坐立和行走，常保持一定强迫姿势。

（3）腰背肌和臀肌紧张痉挛，或可触及条索状反应物，损伤部位有明显压痛点及反跳痛，脊柱生理曲度改变。

【鉴别诊断】

（1）腰椎间盘突出症：腰痛伴下肢放射性疼痛，腰部功能活动受限；直腿抬高试验、腰部叩击试验、背伸试验、挺腹试验均为阳性；X 线片、CT 可协助诊断。

（2）腰椎压缩性骨折：有从高处跌落史或腰部间接暴力史，可伴有腹胀、便秘等症状。X 线片示椎体呈楔状改变。

（3）肾绞痛：一侧腰背部绞痛，向会阴部放射，可伴有小便困难、血尿、恶心、呕吐、大汗淋漓等症状。

【治法】

拨乱反正，消肿止痛。

【施术穴位及操作方法】

主穴：千斤塔（拇指、食指、中指提弹法）、太极血（拇指点、拨法）、腰柱（拇指、食指、中指滑弹法）、腰穴（拇指点、拨法）、二龙眼（拇指点、拨法）。

辅穴：会筋（拇指点、拨法）、会风关（拇指点、拨法）、还阳锁（拇指点、拨法）、苦根（中指点法）、海牙（拇指点法）。

【方义】

提弹千斤塔（重提轻弹）以提纲挈领，使纲举目张；点拨太极血以调和腰背部气血，调整筋骨平衡；滑弹腰柱（重弹，在本病中，腰柱穴弹法有三：不能往前弯腰，弹腹直肌；不能往后仰，弹腹外斜肌；腰痛不能侧转、咳嗽时疼痛，弹腹横肌。操作时，点穴的手指“不能见面”，因“见面则伤人”。临床中，应根据患者症状灵活运用），重点腰穴、二龙眼等穴位以理顺局部紊乱的筋骨关系，以舒筋活络，顺则不痛。本病急性期多配合药酒火功（壮火，轻叩轻捂），中药与酒二者结合，可增强温通之效，并能活血化瘀，散寒祛湿。慢性劳损气虚者可轻点会筋、会风关（重点轻拨，发力灵巧有渗透，不可按实；操作得体，有酸重感自穴位向足跟方向传递）、还阳锁、苦根、海牙（苦根、海牙两穴当重点，操作得体，患者常感到两穴位酸胀难耐）五穴以提气升阳；若患者感受寒湿之邪致病，可再配合药酒火功（壮火，重叩重捂）、禅指揉药，以散寒祛湿、温通局部筋肉，达通则不痛之目的。

【注意事项】

（1）手法操作要轻柔，避免力度过重加重患者病情。

（2）症状缓解后，应适当加强锻炼。

（3）患处注意保暖。

【典型病例】

案 1 患者，女，46 岁，2013 年 10 月来我院就诊。主诉：左侧腰部疼痛 2 天。患者前来就诊时表情痛苦，左手扶腰，行走缓慢。患者自诉 2 天前弯腰捡东西时起身过猛，听到腰部响了一声，随即不能扭转，坐下休息时，疼痛难忍，卧位略有减轻。遂自行外敷膏药，无效，甚则有加重趋势，影响穿脱衣、走路等日常活动。为缓解痛苦遂来我院就诊。查体：患者腰部肌肉僵硬，触之即痛，疼痛范围蔓延至臀部，左侧腰部肌肉有轻微肿胀，余无明显异常体征。诊断：腰部急性软组织损伤。遂行上述方法治疗。治疗 2 次后腰部疼痛大减，可正常穿脱衣，短时间坐位休息；治疗 4 次后不再借助左手扶腰，坐位、卧位疼痛明显改善，且可直立行走；继以治疗 3 次后疼痛完全消失，生活如常。随诊 1 周未见复发。

案 2 王某，男，61 岁，1999 年 4 月诊于常发祥老师家中。患者自诉间断性腰酸、腰痛 20 年，加重 1 周。患者年轻时长时间从事体力劳动，经常出现腰痛、腰酸、麻木等症状，劳累后或阴雨天加重。在当地医院就诊，予以影像学检查、实验室检查等，未见明显异常体征，故按腰椎间盘突出症诊断治疗，患者腰痛、腰酸症状有所缓解，但每逢寒冷季节或阴雨时节腰痛症状易发。1 周前，恰逢梅雨时节，腰痛再发，经邻居介绍前来求治。仔细询问病史，患者面色偏白，怕冷恶风，腰痛遇冷和夜晚加重，双下肢无水肿。舌暗红苔白，脉沉略涩。查体：患者腰椎各棘突压痛（++），生理曲度偏异常，肌肉僵硬紧张，直腿抬高试验（-），余未见明显异常体征。四诊合参，诊为腰椎慢性软组织劳损。中医属寒湿腰痛证型。治宜散寒行湿、温经通络。遂行上法治疗 3 次，患者腰部肌肉松软，夜间疼痛较前明显改善；继续治疗 7 次后，上述症状明显减轻，发作次数明显减少，可适当从事轻体力活动；继以巩固治疗 15 次，配合药酒火功，患者腰痛、腰酸症状基本消失，嘱其多休息，注意腰部保暖。随诊 3 个月未见复发。

九、第三腰椎横突综合征

【概述】

第三腰椎横突综合征是指第三腰椎横突局部肌肉、筋膜急慢性损伤刺激脊神经后支所出现的以腰臀腿痛为主要症状的临床综合征，也是腰痛疾病中最常见的病症之一，属中医“筋伤”的范畴。

【病因病机】

中医认为，腰痛主要与感受外邪、跌仆损伤和劳欲太过等因素有关。一般风湿患者的发生该病的概率较高，在扭伤、挫伤、过劳肾损伤等情况下也比较容易发病，因此中老年患者是发病率较高的群体。《素问·脉要精微论》载：“腰者，肾之府，转摇不能，肾将惫矣。”首先提出肾与腰部疾病的密切关系。清代李用粹的《证治汇补·腰痛》指出：“治惟补肾为先，而后随邪之所见者以施治，标急则治标，本急则治本，初痛宜疏邪滞，理经隧，久痛宜补真元，养血气。”这种分清标本缓急的治疗原则，在临床是有重要指导意义的。基本病机为筋脉痹阻，腰府失养。

【临床表现】

1. 症状

（1）腰部疼痛：腰痛以腰两旁为主。本病可为慢性劳损，亦可急性发作，故腰部疼痛可为酸困疼痛，反复发作；又可轻微扭伤后，疼痛剧烈，甚至腰部不能伸直。

（2）牵涉痛：本病通常有明显的牵涉性疼痛，腰部牵涉臀部、大腿外侧或腹股沟部。

（3）功能活动受限：慢性患者多无功能活动受限，可在腰部活动至某一角度或维持某一姿势时间较长时，出现腰部酸困加重。急性发作时，可出现明显的腰部功能活动障碍，表现为单一方向活动困难，如不能后伸或前屈等。

2. 体征

（1）压痛点：第三腰椎横突端部及周围有明显的压痛点，点按时局部疼痛明显，并可伴有至臀、腿部的放射痛或疼痛牵涉到腹部、腹股沟部。并可在臀部外上方或腹股沟处发现条索及压痛点，也可在肾俞、志室穴发现压痛。

（2）肌痉挛：慢性发病时可无肌痉挛，而急性发病时肌痉挛明显，主要发生于一侧竖脊肌、臀大肌和髂腰肌，按压腰部时可诱发肌痉挛。

（3）腰脊柱生理曲度改变：慢性发病时可无腰段脊柱生理曲度改变。而急性发病时可见腰段脊柱生理曲度改变，呈板腰状；或腰段脊柱侧凸，多向健侧倾斜，凸向患侧，即弯腰挺臀姿势。

3. 理化检查　X 线检查时，可见第三腰椎横突较长，或左右横突不对称；有时可见到脊柱侧凸，生理曲度改变；也可见到棘突偏歪或椎间关节紊乱。

【诊断要点】

有急、慢性腰痛史，慢性发病或急性发病，腰部酸困疼痛或疼痛剧烈，腰痛可牵涉臀部、大腿或腹股沟。第三腰椎横突端部固定性压痛点。根据症状、体征及影像学检查即可做出诊断。

【鉴别诊断】

（1）腰椎间盘突出症：腰痛伴下肢放射性疼痛，腰部功能活动受限；直腿抬高试验、腰部叩击试验、背伸试验、挺腹试验均为阳性；X 线片、CT 可协助诊断。

（2）腰椎退行性脊柱炎：退行性脊柱炎主要是随着年龄的增长而产生的脊柱慢性退行性疾病，腰部僵硬板紧，晨起或久坐后酸痛加重，稍加活动后减轻，但是活动过度后加重；压痛点主要在椎间关节处、棘间或肌肉附着处；X 线片、CT 可协助诊断。

【治法】

养筋活血定痛。

【施术穴位及操作方法】

千斤塔（拇指、食指、中指提弹法）、太极血（拇指点、拨法）、前腕（拇指、食指、中指提弹法）、后腕（拇指、食指、中指提弹法）、双风痹（拇指点拨法）、血海（拇指、食指提捏法）、魁星（拇指或中指滑弹法）海棠（拇指、食指、中指提弹法）、还阳锁（掌根推法）。

【方义】

本病中，急、慢性期的点穴治疗相同，区别在于火功。先以传统推拿手法在患处局部做松解，而后点穴。提弹千斤塔（重提轻弹）使纲举目张，重点太极血通调腰背部筋性组织的平衡。滑弹前腕、后腕（重弹），配合轻点双风痹、血海以活血定痛；下肢滑弹魁星（轻弹），提弹海棠（轻弹）、轻点还阳锁升阳提气。火功腰骶局部（急性期用壮火，轻叩轻捂；慢性期用壮火，轻叩重捂），助其气血运行，散寒除湿化瘀，使气血调畅，不失濡养而腰痛自止。

【注意事项】

（1）治疗后可让患者双手叉腰，以拇指点按第三腰椎横突端部。

（2）损伤早期减少腰部活动，卧硬板床休息，以利损伤组织的修复。

（3）慢性病情应加强肌肉锻炼。

【典型病例】

吴某，女，56岁，1988年10月初诊。患者自诉腰背疼痛30余年，加重3个月。其疼痛多在劳累后和晨起后明显，且伴腰部酸困不适感，曾多次在私人推拿诊所行推拿、按摩治疗，效果尚可。近3个月来因工作忙碌，腰背痛日渐加重，觉麻木、酸困，既往治疗不见成效，经熟人介绍慕名而来。来诊时见患者形体偏瘦，平素性子急，口干烦躁，手掌心易出汗，睡眠尚可，二便正常，舌偏红，苔白，脉弦细。查体：患者腰背部广泛压痛，以 L3 左侧椎旁压痛明显，叩击痛（+），其疼痛可放射至腹股沟处。颈腰椎 DR 示：T9、T11、L3 楔形变，重度骨质疏松。患者否认外伤史。诊断为第三腰椎横突综合征。中医辨证为腰痛（肾阴虚证型）。遂行上法治疗。经治疗 4 次后患者感腰背部疼痛明显缓解；治疗 7 次后患者晨起疼痛感基本未再出现，偶现隐痛；继以治疗 4 次，患者劳累后痛感发作次数明显减少，可进行中度体力活动。随访 1 年无复发。

十、腰椎间盘突出症

【概述】

腰椎间盘突出症是较为常见的疾患之一，主要是因为腰椎间盘各部分（髓核、纤维环及软骨板），尤其是髓核，有不同程度的退行性改变后，在外力因素的作用下，椎间盘的纤维环破裂，髓核组织从破裂之处突出（或脱出）于后方或椎管内，导致相邻脊神经根遭受刺激或压迫，从而产生腰部疼痛，一侧下肢或双下肢麻木、疼痛等一系列临床症状。腰椎间盘突出症以 L4 ~ L5、L5 ~ S1 发病率最高，约占 95%。

【病因病机】

《灵枢·经脉》记载足太阳膀胱经“腰似折，髀不可以曲，腘如结，腨如裂”，形象地描绘了本病的临床表现。中医认为因腰部闪挫、劳损、外伤等原因，可损伤筋脉导致气血瘀滞，不通则痛；久卧湿地，或涉水冒雨，汗出当风，衣着单薄等，风寒湿邪入侵，痹阻腰腿部；或湿热邪气浸淫，或湿浊郁久化热，或机体内蕴湿热，流注膀胱经者，均可导致发病。

【临床表现】

其疼痛发生多发为一侧背部、臀部，沿大腿、小腿后面至脚底，产生放射状疼痛，且常伴有酸麻或皮肤感觉的异常。重者会造成肌肉萎缩无力、肌腱反射消失、大小便失禁等症状。可因咳嗽、打喷嚏、解大便、举重物、腹部用力等腹压增加的动作而使症状加重，卧床休息会使症状缓解。其疼痛范围为沿坐骨神经通路及其分布区内，由臀部沿大腿后侧和小腿外侧向远端呈放射性疼痛。本病以腰或臀、大腿部后侧、小腿后外侧及足外侧放射性、电击样、烧灼样疼痛为主症。

1. 症状

（1）腰痛：是大多数患者最先出现的症状，发生率约 91%。由于纤维环外层及后纵韧带受到髓核刺激，经窦椎神经而产生下腰部感应痛，有时可伴有臀部疼痛。

（2）下肢放射痛：虽然高位腰椎间盘突出（L2 ~ L3、L3 ~ L4）可以引起股神经痛，但临床少见，不足 5%。绝大多数患者是 L4 ~ L5、L5 ~S1 间隙突出，表现为坐骨神经痛。典型坐骨神经痛是从下腰部向臀部、大腿后方、小腿外侧直到足部的放射痛，在打喷嚏和咳嗽等腹压增高的情况下疼痛会加剧。放射痛的肢体多为一侧，仅极少数中央型或中央旁型髓核突出者表现为双下肢症状。坐骨神经痛的原因有三：①破裂的椎间盘产生化学物质的刺激及自身免疫反应使神经根发生化学性炎症；②突出的髓核压迫或牵张已有炎症的神经根，使其静脉回流受阻，进一步加重水肿，使得对疼痛的敏感性增高；③受压的神经根缺血。上述三种因素相互关联，互为加重因素。

（3）马尾神经症状：向正后方突出的髓核或脱垂、游离椎间盘组织压迫马尾神经，其主要表现为大小便障碍、会阴和肛周感觉异常。严重者可出现大小便失控及双下肢不完全性瘫痪等症状，临床上少见。

2. 体征

（1）一般体征：

1）腰椎侧凸是一种为减轻疼痛的姿势性代偿畸形。视髓核突出的部位与神经根之间的关系不同而表现为脊柱弯向健侧或弯向患侧。如髓核突出的部位位于脊神经根内侧，因脊柱向患侧弯曲可使脊神经根的张力降低，所以腰椎弯向患侧；反之，如突出物位于脊神经根外侧，则腰椎多向健侧弯曲。

2）腰部活动受限：大部分患者都有不同程度的腰部活动受限，急性期尤为明显，其中以前屈受限最明显，因为前屈位时可进一步促使髓核向后移位，并增加对受压神经根的牵拉。

3）压痛、叩痛及骶棘肌痉挛压痛及叩痛的部位基本上与病变的椎间隙相一致，80% ~ 90% 的病例呈阳性。叩痛以棘突处为明显，系叩击振动病变部所致。压痛点主要位于椎旁 1 cm 处，可出现沿坐骨神经放射痛。约 1/3 患者有腰部骶棘肌痉挛。

（2）特殊体征：

1）直腿抬高试验及加强试验：患者仰卧，伸膝，被动抬高患肢。正常人神经根有 4 mm 滑动度，下肢抬高到 60° ~ 70° 始感腘窝不适。腰椎间盘突出症患者神经根受压或粘连使滑动度减少或消失，抬高在 60° 以内即可出现坐骨神经痛，称为直腿抬高试验阳性。在阳性患者中，缓慢降低患肢高度，待放射痛消失，这时再被动屈曲患侧踝关节，再次诱发放射痛称为加强试验阳性。有时因髓核较大，抬高健侧下肢也可牵拉硬脊膜诱发患侧坐骨神经产生放射痛。

2）股神经牵拉试验：患者取俯卧位，患肢膝关节完全伸直。检查者将伸直的下肢高抬，使髋关节处于过伸位，当过伸到一定程度出现大腿前方股神经分布区域疼痛时，则为阳性。此项试验主要用于检查 L2 ~ L3 和 L3 ~ L4 椎间盘突出的患者。

（3）神经系统表现：

1）感觉障碍：视受累脊神经根部位的不同而出现该神经支配区感觉异常，阳性率达 80% 以上。早期多表现为皮肤感觉过敏，渐而出现麻木、刺痛及感觉减退。因受累神经根以单节单侧为多，故感觉障碍范围较小；但如果马尾神经受累（中央型及中央旁型者），则感觉障碍范围较广泛。

2）肌力下降：70% ~ 75% 患者出现肌力下降，L5 神经根受累时，踝及趾背伸力下降；S1 神经根受累时，趾及足跖屈力下降。

3）反射改变：亦为本病易发生的典型体征之一。L4 神经根受累时，可出现膝跳反射障碍，早期表现为活跃，之后迅速变为反射减退；L5 神经根受损时对反射多无影响；S1 神经根受累时则出现跟腱反射障碍。反射改变对受累神经的定位意义较大。

【检查】

1. 腰椎 X 线平片　单纯 X 线平片不能直接反应是否存在椎间盘突出，但 X 线平片上有时可见椎间隙变窄、椎体边缘增生等退行性改变，是一种间接的提示，部分患者可以有脊柱偏斜、脊柱侧凸。此外，X 线平片可以发现有无结核、肿瘤等骨病，有重要的鉴别诊断意义。

2. CT 检查　可较清楚地显示椎间盘突出的部位、大小、形态和神经根、硬脊膜囊受压移位的情况，同时可显示椎板及黄韧带肥厚、小关节增生肥大、椎管及侧隐窝狭窄等情况，对本病有较大的诊断价值，目前已普遍采用。

3. 磁共振成像（MRI）检查　MRI 无放射性损害，对腰椎间盘突出症的诊断具有重要意义。MRI 可以全面地观察腰椎间盘是否病变，并通过不同层面的矢状面影像及所累及椎间盘的横切位影像，清晰地显示椎间盘突出的形态及其与硬膜囊、神经根等周围组织的关系，另外可鉴别是否存在椎管内其他占位性病变。但对于突出的椎间盘是否钙化的显示不如 CT 检查。

4. 其他　电生理检查（肌电图、神经传导速度与诱发电位）可协助确定神经损害的范围及程度，观察治疗效果。实验室检查主要用于排除一些疾病，起到鉴别诊断作用。

【诊断要点】

大多数患者在一般情况下可依据腰痛加腿痛、压痛及放射痛等症状，并结合病史、临床表现与体征，初步考虑腰椎间盘突出症的可能，再配合 X 线片、CT 或 MRI、肌电图、脊髓造影所见做出诊断，突出的间隙也易于定位。

椎间盘突出症临床诊断的主要依据有：

（1）腿痛重于腰痛，并呈典型坐骨神经分布区疼痛，或伴有麻木。

（2）直腿抬高试验阳性及屈踝加强试验阳性，屈颈试验阳性。

（3）具有肌肉萎缩、运动无力、反射减弱、感觉减退四种神经体征中的两种。

（4）X线片、脊髓造影、CT或MRI等影像学检查以及肌电图检查对诊断有重要参考价值。

（5）腰椎X线平片：部分患者可显示椎间盘突出的一些间接征象，如生理前凸平浅或消失，甚至后凸，椎间隙变窄，骨质增生等。还可据此与腰椎疾患相关的疾病进行鉴别诊断。

（6）造影检查：对腰椎间盘突出症的诊断符合率较高，但有一定的副作用。

（7）CT扫描：可直接显示椎间盘突出物的位置、大小、形状及其与周围结构的关系；可显示硬膜囊和（或）神经根受压变形、移位、消失的压迫征象；还可显示黄韧带肥厚、椎体后缘骨赘、小关节突增生、中央椎管及侧隐窝狭窄等伴发征象。

（8）MRI检查：对软组织的分辨率较CT高，能清楚地显示椎间盘退变、突出状态和椎管内硬膜囊神经根受压状态，对腰椎间盘突出症的诊断价值较大。

值得注意的是，对典型病例的诊断，结合病史、查体和影像学检查，一般多无困难，尤其是在CT与MRI广泛应用的今天。但如仅有CT、MRI表现而无临床症状，不应诊断本病。

【鉴别诊断】

凡可出现腰痛、腿痛或腰腿痛并存的疾病都应与之相鉴别。其中较常见者主要有下列一些疾病。

1. 腰椎结核　腰痛可伴有坐骨神经痛，常有全身症状，午后低热，乏力盗汗，腰部强直，血沉增快，下腹部可触及冷脓肿。X线片显示椎间隙模糊、变窄，椎体相对边缘有骨质破坏。

2. 马尾神经瘤　以神经纤维瘤多见，初期腰痛及局部压痛一般不明显，也无脊柱侧凸、下腰椎活动受限等症状。发病较为缓慢，但持续加重，无间歇性缓解，卧床时感到疼痛加重，夜不能眠。严重者可由肿瘤压迫马尾神经，发生下肢感觉和运动障碍，以及括约肌功能紊乱。脑脊液总蛋白量增高，脊髓造影显示有占位性改变。

3. 椎弓峡部裂和脊柱滑脱　腰痛常伴有坐骨神经痛，多数发生在L4 ~ L5，椎弓峡部裂在斜位X线片上显示椎弓峡部有裂隙和骨缺损。脊柱滑脱时腰椎前凸增加，椎体或棘突有台阶样表现。X线片显示椎弓峡部有裂隙，腰椎体前移。

4. 强直性脊柱炎　中年男性多见，身体瘦弱，腰背及骶髂关节疼痛，脊柱强直，各方向活动均受限。症状多与气候变化有关，血沉较快，病变呈进行性发展。X线片早期可见骶髂关节及腰椎小关节模糊，后期脊柱呈竹节样改变。

5. 梨状肌综合征　患者的主要症状是臀部痛或臀腿痛，患髋关节内收内旋活动时疼痛加重，严重者可有跛行。梨状肌肌腹体表投影处可有明显的压痛，并可向下肢放射，部分患者可触及深部的条索状结节或痉挛的肌块。梨状肌紧张试验阳性，即患髋关节内收内旋活动时疼痛加重，直腿抬高试验在小于60° 时疼痛加重，而大于60° 时疼痛反而减轻，梨状肌局部封闭后疼痛会消失。

【治法】

祛风散寒除湿，活血益气止痛。

【施术穴位及操作方法】

主穴：太极血（拇指点、拨法），腰穴（拇指点、拨法），二龙眼（拇指点、拨法），金丝道（拇指点、拨法）。

辅穴：前腕（拇指、食指、中指提弹法），后腕（拇指、食指、中指提弹法），腰柱（拇指、食指、中指滑弹法），会筋（拇指点、拨法），魁星（拇指、食指、中指滑弹法），防道（拇指点、拨法），会风关（拇指点、拨法），还阳锁（拇指点、拨法）。

【方义】

重点腰穴、二龙眼，补益肝肾，壮其根本；重点下肢金丝道（重点重拨，操作得体，往往有酸胀感自穴位沿腿外侧面向下放射）、会筋，舒调筋肉，通行下肢气血而止痛；弹前腕、后腕（两穴轻提轻弹），活血化瘀，疏通局部气血；轻弹腰柱（腰柱穴弹法有三：不能往前弯腰，弹腹直肌；不能往后仰，弹腹外斜肌；腰痛不能侧转、咳嗽时疼痛，弹腹横肌。操作时，点穴的手指“不能见面”，因“见面则伤人”。临床中，应根据患者症状灵活运用）、魁星除风散寒、柔筋松筋。临床上要辨别寒热虚实。寒重者可着重药酒火功以活血行气，通则不痛，可在腰部（壮火，重叩重捂）、双膝关节及腘窝（少火，轻叩轻捂）等部位火功，温通气血而止痛。湿重者偏重禅指揉药以散寒胜湿，疏则不痛，痛点部位可用重手法操作，使药化无形，加强局部渗透。肾气虚者可加点会风关、还阳锁提肾气，气行通则不痛；若疼痛放射至下肢，可重点会风关（重点轻拨，发力灵巧有渗透，不可按实；操作得体，有酸重感自穴位向足跟方向传递）以活血止痛；若伴随出现下肢麻木、酸楚，可着重点防道（轻点重拨，操作时能感受到肌腱的弹动，常有“咚”的闷响，并伴有酸胀感自穴位沿小腿外侧面向下延伸）。

【注意事项】

（1）急性期应卧床（硬板床）休息，以减轻椎间盘所承受的压力，并使突出的髓核回缩及破裂的纤环修复。

（2）点穴时手法及用力应恰当，以避免损伤加重。

（3）点穴后应注意观察患者的腰部，患肢的疼痛症状及肢体活动情况，若症状无改善或加重，应及时查原因补救。

（4）炎症明显时，可配合应用激素或抗生素治疗。

（5）长期卧床患者要坚持床铺清洁，平坦，同时指导患者翻身，不要使身体扭转，以免影响治疗效果。

（6）坚持治疗，促进局部组织血液循环有助于恢复，并逐步进行背肌锻炼，以利于症状消失。

【典型病例】

案1 白某，男，38岁，1991年5月初诊。自诉左侧腰腿窜痛6月余。患者6个多月前在一次篮球赛中扭伤腰部，之后出现腰腿放射性窜痛，行走困难，夜间疼痛加剧，不能入睡。曾在外院服药及理疗，效果不佳。CT提示：L4~L5、L5~S1椎间盘突出。来诊时患者表情痛苦，左腿跛行，腰部疼痛拒按，转侧身体不利，咳嗽时腰痛连腿，不能弯腰、平卧。舌质暗红、边有瘀斑，苔白，脉弦略涩。查体：左腿“4”字试验阳性、直腿抬高试验阳性，左侧梨状肌、股四头肌、腰骶三角等处明显压痛，皮肤可见隐隐瘀斑，梨状肌表面可触及条索。诊为腰椎间盘突出症。中医辨证属瘀血腰痛，治疗以活血化瘀、通络止痛为原则。遂行上法治疗。治疗1次后痛减，咳嗽时疼痛频率减少，可平卧。治疗3次后，可自由转侧，咳嗽时疼痛感消失，可步行半个小时。继以治疗5次，巩固疗效。随访半年未复发。

案2 张某，男，49岁，1992年2月初诊。患者右侧腰臀及下肢持续性疼痛4天，就诊时由家人搀扶前来。患者自诉4天前，因出差受寒，随后自觉右侧腰臀部、大腿后侧、小腿外侧至足背部持续疼痛、重着、发凉，休息后疼痛不减，时觉疼痛难忍，右腿屈伸不利，行走困难。舌质淡，苔白腻，左脉沉，右脉略弦。查体：L4~L5右侧横突压痛明显，右侧坐骨神经通路明显压痛，直腿抬高试验阳性。右侧膝踝反射减弱，腰椎X线检查无明显异常。诊为腰椎间盘突出症，中医属寒湿腰痛证。治宜散寒行湿、温经通络。遂行上法治疗。治疗1次后，患者疼痛感明显减轻。四诊时，仅右下肢略感不适，行走尚可。配合中药口服治疗，继以治疗5天，诸症悉除，活动自如，病告痊愈。随访半年未复发。

十一、退行性脊柱炎

【概述】

退行性脊柱炎又称肥大性脊柱炎、增生性脊柱炎、老年性脊柱炎、脊椎骨关节炎等，是指椎间盘退变、椎体边缘骨质增生及小关节肥大性改变而形成的骨关节病变，是腰痛疾病中最常见的病症之一，属于中医“筋伤”的范畴。本病好发于中年以后，男性多于女性。临床上常以负重和活动范围较大的腰部多见。

【病因病机】

病因有原发性（或称特发性）和继发性两类。在我国，以继发性者较多见，原发性者少见。凡正常椎节无明显原因而逐渐发生退行性变即称为原发性脊椎骨关节病；若因某些已知原因导致软骨破坏或关节结构改变，以致因关节内摩擦或压力不平衡等因素而造成退行性变者，称为继发性脊椎骨关节病。

中医认为，本病属本虚标实。本虚为肝肾亏虚，气血不荣筋骨；标实为局部感受风寒湿邪，气血瘀滞，经脉阻滞，经筋拘挛，常因劳作、感受风寒而急性发作或加重。

【临床表现】

本病虽可见于中年人，但大部分患者为超过60岁的老年人。男性多于女性，重体力劳动者多于轻体力劳动者，活动量及负载大者多于活动量及负载小者。本病与遗传因素有一定关系。

1. 症状

（1）晨起腰痛，活动后减轻。大部分患者早上起床后感到腰部疼痛，一般多可忍受，且伴活动受限，自觉腰部僵硬。但稍许活动后，则疼痛减轻，再步行数百步，不仅疼痛缓解或消失，腰部活动范围也逐渐恢复如常。

（2）多活动或负重后痛，休息后减轻。患者腰部过多活动或负重后，即觉腰痛，并逐渐加重，伴活动受限。此时，如稍许平卧或在沙发、躺椅上适当休息，症状即明显改善。此组症状大多出现在傍晚时，即活动了一天之后出现，但病情严重者也可发作于活动 1 ～ 2 小时后。

（3）腰部僵硬及酸胀感。不像其他腰痛患者以“痛”为主，其更多主诉腰椎关节活动受限、不灵活以及发酸、发僵、发胀等症状。

2. 体征

（1）多无明确压痛点。大部分患者并无明确的固定压痛点，其症状主要因窦椎神经反射所致。

（2）均匀性腰部活动受限。即腰部活动范围诸方向均受限，其受限范围差异较大，早期腰椎活动度可近于正常，但中、后期表现出程度不同的功能受限。

（3）叩之感舒适。检查者叩击患者下腰部时，其多报之以满意的舒适感，并希望检查者再多叩几下。此主要是由于诸小关节韧带僵化及血流减缓、静脉瘀血所致。

（4）多不伴有坐骨神经放射痛。单纯本病时并无根性症状，因此多不伴有坐骨神经放射痛，下肢直腿抬高试验多属阴性。

【检查】

无论是 X 线、CT 或 MRI 检查均显示典型的退行性变征象，并依据其退变所处的阶段不同而呈现出相应的改变。

1. X 线检查

（1）椎节不稳：属病变早期，或同一病例病变较轻的椎节。在动力性摄片时（侧位）可显示出松动与不稳征，一般是上一椎体的下缘在下一椎体的上缘前后滑动，并出现梯形变。侧向松动与不稳则较少见。

（2）椎间隙狭窄：由于椎间盘退变，早期即可显示患节间隙变窄，并随着脱水加剧，以及软骨面受累而使椎间隙的垂直高度明显降低，甚至仅为正常椎间隙的 1/3 或 1/4。

（3）椎节骨质增生：在椎体边缘可显示出大小不一、形态各异的骨质增生。

（4）小关节骨质增生：除椎体边缘骨刺外，小关节骨质增生亦较多见，因该处骨组织重叠密集而难以判定。因此，当怀疑该处有骨质增生，且伴有根性受压症状需定位选择术式时，则需行 CT 检查。

（5）其他改变：除骨赘外，X 线片上尚可发现邻近椎节松动与不稳征，此乃由于相邻椎节活动量增加之故。并应注意第 5 腰椎椎弓根有无退变性断裂，其可伴发。同时，酌情测量椎管和（或）根管的矢状径以判定有无继发性椎管狭窄症。

2. CT 检查　对下腰椎伤病的诊断意义较大，其阳性发现率明显高于普通 X 线检查，尤其是在对椎管及侧隐窝形态与大小的判定上具有较高的临床价值。三维椎管形态重建更有助于对椎管及根管状态的判定，而且可作为手术选择的依据之一。

3. MRI 检查　此项检查主要用于对硬膜囊状态的判定，因此凡具有脊髓、脊神经根症状者，应常规予以检查。

【诊断要点】

1. 临床症状　一般均有前述临床症状特点中的大部分或全部，疗程均较长，可从中年起发病（多为重体力劳动者）。

2. 体格检查　除腰部僵硬、活动受限及叩击有舒适感外，约半数病例可能并无其他特别体征。

3. 患者年龄　一般多在 55 岁以上，50 岁以下除重体力劳动者或举重运动员（包括芭蕾舞男演员）外，其他甚为少见。然而近年来，脊柱退行性变有年轻化的趋势。

4. 影像学检查　X 线片上呈典型的退变性改变，并可行 CT 或 MRI 检查。

【治法】

舒筋活络，温经止痛，滑利关节。

【施术穴位及操作方法】

主穴：千斤塔（拇指、食指、中指提弹法），后风（拇指点、拨法），雪花盘（拇指点法），腰穴（拇指点、拨法），二龙眼（拇指点、拨法）。

辅穴：太极血（拇指点、拨法），后腕（拇指、食指、中指滑弹法），会筋（拇指点、拨法），还阳锁（拇指点法），苦根（中指点法），海牙（拇指点法）。

【方义】

提弹千斤塔（重提轻弹）以提纲挈领；点拨后风（轻点轻拨）、重点雪花盘以舒筋活络，解痉镇痛，并促进气血运行，活血通经；而后配合重点腰穴、二龙眼以疏通局部气血，气血畅通而疼痛自止。若患者俯仰活动受限，可点太极血（轻点重拨）、滑弹后腕（轻弹），以改善腰背部筋性组织的失常状态，增加局部活动度。临床上，偏于寒者，可着重药酒火功，疏散风寒之邪，活血通络；偏于湿者，可配合局部禅指揉药，增强散寒胜湿之效；气虚者，可加点还阳锁（轻点），重点苦根、海牙（两穴当重点，操作得体，患者常感到两穴位酸胀难耐），以提补肾气，气行则血行，通而不痛。

【注意事项】

（1）手法宜轻不宜重，防止加重患者疼痛感。

（2）症状缓解后，应适当加强锻炼。

（3）患处注意保暖。

【典型病例】

患者，男，45岁，2016年3月21日于我科就诊。主诉：背部僵硬疼痛半年，加重1周。患者自诉半年前久坐后出现背部僵硬，伴疼痛感，自行活动或休息后，症状有所减轻。其间，曾去某私人诊所行推拿治疗，疗效不佳。1周前，无明显诱因上述症状再现，伴酸麻、发胀感，每每舒展活动后尚可缓解些许。睡眠质量较差，二便调。舌质淡，苔薄白，脉弦有力。查体：患者俯仰活动受限，后背部肌肉僵硬，无固定疼痛点，按之有酸胀感，有相应的骨关节退变影像学征象。诊断：退行性脊柱炎。用上述方法治疗5次后，背部肌肉由僵硬变松弛，可俯仰活动和其他转侧活动。继续治疗5次，各症状消除，配合中药汤剂，患者睡眠质量佳。随访6个月未见复发。

十二、梨状肌综合征

【概述】

由于梨状肌损伤后刺激或压迫坐骨神经引起臀腿疼痛等症状，称为梨状肌综合征。本病多发生于下肢扭伤及肩负重物或由蹲位突然起立时，髋关节突然内旋或内收使梨状肌受损，受损后的梨状肌充血、水肿、痉挛、肥厚、刺激或压迫坐骨神经引起臀部及下肢疼痛、活动受限。

【病因病机】

本病属于中医“伤筋”的范畴，或更准确地称为“胯部伤筋”。外伤或髋部过度用力造成经筋、筋膜损伤，导致气血运行不畅，不通则痛，由于损伤脉络，血溢脉外，瘀血凝滞于筋膜而肿胀。

【临床表现】

疼痛是本病的主要表现，以臀部为主，并可向下肢放射，严重时不能行走或行走一段距离后疼痛剧烈，需休息片刻后才能继续行走。患者可感到疼痛位置较深，放射时主要向同侧下肢的后面或后外侧，有的还会伴有小腿外侧麻木、会阴部不适等。严重时臀部呈现“刀割样”或“灼烧样”的疼痛，双膝跪卧。大小便、咳嗽、打喷嚏时因腹压增加而使患侧肢体的窜痛感加重。病久者夜不能寐，两下肢屈曲，舌质正常，脉弦。

【专科检查】

1. 直腿抬高试验　直腿抬高在60°以下出现疼痛为试验阳性。

2. 梨状肌紧张试验　是检查梨状肌损伤的一种方法，具体步骤如下：患者仰卧位于检查床上，将患肢伸直，做内收内旋动作，如坐骨神经有放射性疼痛，再迅速将患肢外展外旋，疼痛随即缓解，即为梨状肌紧张试验阳性。这是梨状肌综合征的常用检查方法。

【诊断要点】

1. 中医诊断标准

（1）有外伤或受凉史。

（2）常发生于中老年人。

（3）臀部疼痛，严重者患侧臀部呈持续性“刀割样”或“烧灼样”剧痛，多数伴有下肢放射痛、跛行或不能行走。

（4）臀部梨状肌部位压痛明显，并可触及条索状硬结，直腿抬高在60°以内疼痛明显，超过60°后疼痛减轻，梨状肌紧张试验阳性。

2. 西医诊断标准

（1）以坐骨神经痛为主要表现，疼痛从臀部经大腿后方向小腿和足部放射。

（2）由于症状较剧且影响行走，故患者就诊时间也较早，肌力的下降多不太严重。

（3）检查时患者有疼痛性跛行，轻度小腿肌萎缩，小腿以下皮肤感觉异常。有时臀部（环跳穴附近）可扪及条索状或块状物。

（4）“4”字试验时予以外力抵抗可加重或诱发坐骨神经痛。

【鉴别诊断】

1. 腰椎间盘突出症　本病常有腰痛伴坐骨神经痛，腰椎代偿性侧弯畸形。腹部加压可加重或诱发坐骨神经痛。坐骨神经损伤范围与突出椎间盘部位有关。直腿抬高试验与加强试验阳性，“4”字试验阴性。

2. 神经鞘膜瘤　高位神经鞘膜瘤较少见。症状进行性加重，与活动或休息无关。臀部有较强的 Tinel 征（指叩击神经损伤或神经损害的部位或其远侧，而出现其支配皮区的放电样麻痛感或蚁走感），但难以在局部扪及条索状瘤体。有时可在 B 超发现沿坐骨神经表面均匀增厚的回声带。手术和病理检查是最终确诊手段。

【治法】

舒筋解痉，祛瘀通络。

【施术穴位及操作方法】

主穴：金丝道（拇指点、拨法）、会筋（拇指点、拨法）。

辅穴：腰柱（拇指、食指、中指滑弹法）、魁星（拇指、食指、中指提弹法）、会风关（拇指点、拨法）。

【方义】

先以推拿手法松解局部软组织，而后重点、拨金丝道与会筋两穴，改善局部筋性组织的失常状态，使患处及下肢气血调和，舒筋解痉止痛；轻弹腰柱、魁星，点拨会风关以除风散寒、柔筋松筋，疏通局部经络气血；辅以火灸金丝道活血化瘀，疏通气血而止痛。若患者屈髋疼痛，可重弹腰柱（弹腹直肌侧）以舒筋活血；若患者以行走痛明显，可重点操作会风关（重点轻拨，发力灵巧有渗透，不可按实；操作得体，有酸重感自穴位向足跟方向传递），再配合药酒火功（梨状肌体表投影处）以加强疗效。

【注意事项】

（1）梨状肌位置较深，治疗时不可因位置深而施术暴力，以免造成新的损伤。

（2）注意局部保暖，避免风寒刺激。

【典型病例】

王某，女，44 岁，1998 年 9 月 7 日初诊。主诉：腰部酸痛、臀部及下肢“刀割样”疼痛反复发作月余。患者自诉 1 个月前，俯身系鞋带时不慎扭伤，遂出现臀部及下肢“刀割样”疼痛，严重时行走三五步即产生疼痛剧烈，需休息片刻后才能继续行走；咳嗽、打喷嚏时患侧肢体的窜痛感加重。曾在外院诊治，CT 扫描有 L4～L5 椎间盘膨出，被“确诊”为腰椎间盘突出症，治疗数日未见好转，转来我院就诊。现症见：患侧臀部呈持续性“刀割样”剧痛，伴有下肢放射痛、跛行，咳嗽、打喷嚏时患侧肢体的窜痛感加重。查体：L3、L4、L5 棘旁有酸痛点，但无明显下肢放射痛，梨状肌投影部触及条索样反应物，并有触痛，直腿抬高试验阳性，梨状肌紧张试验阳性。诊断：胯部筋伤（中医诊断），梨状肌综合征（西医诊断）。遂以上法进行治疗。第一次治疗结束后，患者即感觉轻松很多，可正常下地行走。治疗 5 天后症状消失。随访半年未复发。

十三、膝关节韧带损伤

【概述】

膝关节韧带损伤是指人在运动或生活中意外扭伤、拉伤，使韧带承受过度负荷时发生的韧带纤维束断裂或撕裂。膝关节的韧带主要有前后交叉韧带、内侧和外侧副韧带，它们的主要功能是控制膝关节的稳定性。膝关节损伤后，患者会感到疼痛，关节会有红肿热痛的表现；膝关节韧带损伤主要发生在年轻人，运动健身时容易发生，另外年龄也会影响韧带本身的强度，容易发生韧带损伤。韧带损伤分为Ⅰ度、Ⅱ度、Ⅲ度，膝关节韧带损伤需要及时治疗，预后较好。

【病因病机】

中医将膝关节韧带损伤归为“膝骨缝伤筋”的范畴，《素问·长刺节论》中记载：“病在筋，筋挛节痛，不可以行，名曰筋痹。”在膝关节韧带损伤的人群中，多为人体受到风邪、湿邪、寒邪侵袭，人体经脉被邪气所阻，停留于关节内，不得发散出去；抑或是随着年龄的增加，身体素质随之下降，这个阶段很容易发生筋断筋伤、筋脉失养、湿阻筋络，最终导致膝关节韧带损伤的发生。膝部是多筋之处,《黄帝内经》所谓“膝者筋之府”，筋唯肝气浸润及气血濡养，才能正常发挥功能，若筋失其养则如上述拘急挛缩。受损以后气血不能复原或年岁增大后肝气失养，往往因筋失其荣而动作牵强，且在屈伸时有摩擦感。

【临床表现】

1. 症状　膝关节侧副韧带损伤后，膝内侧或外侧疼痛、压痛、瘀血、肿胀，关节侧向活动受限。

膝关节交叉韧带损伤后，患者自觉有撕裂感，关节显著肿胀、疼痛、不稳定，肌肉紧张，行走时易打软腿。

2. 体征

（1）侧方应力试验：在急性期做侧方应力试验是很疼痛的。可以等待数天或于痛点局部麻醉后方进行操作，在膝关节完全伸直位与屈曲20°~30°位置下做被动膝内翻与膝外翻动作，并与对侧做比较，如有疼痛或发现内翻外翻角度超出正常范围并有弹跳感时，提示有侧副韧带扭伤或断裂。

（2）“抽屉”试验：膝关节屈曲90°，小腿垂下，检查者用双手握住胫骨上段做拉前和推后动作，并注意胫骨结节前后移动的幅度，前移增加表示前交叉韧带断裂，后移增加表示后交叉韧带断裂。由于正常膝关节屈曲90°位置下胫骨亦能有轻度前后被动运动，故需将健侧与患侧做对比。单独前交叉韧带断裂时，胫骨前移幅度仅略大于正常，若前移明显增加，说明可能还合并有内侧副韧带损伤。在急性期做“抽屉”试验是很痛的，应该麻醉后施行。

（3）“轴移”试验：本试验用来检查前交叉韧带断裂后出现的膝关节不稳定。患者侧卧，检查者站在一侧，一手握住踝部，屈曲膝关节到

90°，另一手在膝外侧施力，使膝处于外翻位置，然后缓慢伸直膝关节，至屈曲30°位时觉疼痛与弹跳，是为阳性结果。这主要是因为在屈膝外翻时，胫骨外侧平台向前错位，股骨外髁滑向胫骨平台的后方，伸直过程中股骨外髁突然复位而产生疼痛。

【鉴别诊断】

1. 膝部骨折　如股骨髁间骨折、胫骨髁骨折等，应注意膝关节韧带、半月板以及神经血管损伤的可能，膝关节脱位也应注意。须仔细检查避免漏诊。

2. 髌腱或股四头肌腱断裂　运动中间接暴力所致。突感膝上（股四头肌腱断裂）或膝下（髌腱断裂）疼痛，可闻及肌腱断裂的响声。体检时，膝部肿胀，不能主动伸膝；伸膝抗阻试验阳性；髌骨上方（股四头肌腱断裂）或下方（髌腱断裂）有明显压痛，局部空虚，可触及肌腱断端；与健侧对比髌骨下移（股四头肌腱断裂）或上移（髌腱断裂）。应及时手术修复。

3. 胫骨结节骨骺炎　好发于青少年，有创伤或劳损史，局限性胫骨结节疼痛、软组织肿胀，功能障碍不明显，跪时疼痛明显。检查时，胫骨结节处隆起（比对侧高），不发红，摸之较硬，触有压疼。做伸膝抗阻试验、屈膝半蹲起立试验、单腿支撑试验等，都可以出现胫骨结节处的疼痛。

4. 慢性跑步膝　长期跑、跳等运动造成髂胫束与股骨外髁反复摩擦，形成局部无菌性炎症。有局部疼痛、肿胀、压痛，活动加重。膝内翻畸形最易发生此病。治疗包括把鞋底外侧垫高，局部封闭，适当服用消炎镇痛药物。

【治法】

补养肝肾，舒筋活络。

【施术穴位及操作方法】

主穴：魁星（拇指点拨法）、铁闩（拇指点法）。

辅穴：海棠（拇指、食指、中指弹拨）、热前（拇指点法）、内鸡（拇指点法）。

【方义】

本病为经络痹阻，不通则痛，不荣则痛。先以推拿手法松解，后点拨魁星温经通络、活血化瘀，加上点铁闩补肾养肝，可促进膝关节损伤的恢复；海棠、前带、热前、内鸡可滑利关节，舒筋通络；点穴后可配合揉药、患处火功以加强其温经通络之效。急性期治疗以药酒火功为主，慢性期根据患者症状表现采取适宜的治疗手法。

上楼活动痛，可重点操作前带（拇指重点）；下楼痛可重点操作铁闩（拇指重点）；腿不能弯可重点操作热前、内鸡两穴（拇指重点）。膝部肌肉薄弱，点法为重刺激手法，故施术时需酌情发力，不可按实。

【注意事项】

（1）急性期手法宜轻不宜重，避免暴力损伤。

（2）症状缓解后，应适当加强锻炼。

（3）患处注意保暖。

【典型病例】

张某，男，53岁，2012年5月13日于我科就诊。主诉：双膝关节疼痛2年，再发1周。患者自诉于2年前无明显诱因出现双膝关节疼痛，休息后可缓解，未予以重视及治疗。1年前疼痛渐加重，经过针灸及推拿治疗，疼痛缓解，但时常反复发作。近1周来发作频繁，行走困难。遂来我科门诊就诊。刻诊：双膝关节疼痛，行走不利，膝关节内侧及外侧均有压痛、肿胀。遂行上法治疗，5天后双膝关节疼痛明显减轻，能正常行走。连续治疗半月，痊愈。3个月后随访患者未再复发。半年后再次随访患者正常工作，双膝关节未再疼痛。

十四、半月板损伤

【概述】

半月板损伤属于中医“筋伤”的范畴，多由剧烈活动或外伤引起。半月板损伤是膝部常见损伤之一，多见于青年人、运动员，特别是从事有身体接触的对抗性体育运动，如足球、篮球，也有无明显外伤者。半月板损伤急性期膝关节功能严重受限。

【病因病机】

该病多由外伤引起。

【临床表现】

（1）急性期患者，在损伤时有撕裂样疼痛，膝关节肿胀，功能受限，走路跛行，关节边缘可有压痛。由于疼痛，查体时患者很难配合。

（2）慢性期患者，可有膝关节隐痛，乏力，打软腿，有时出现弹响，交锁（桶柄撕裂与外周附着处撕裂，有一块大的断片，或整个半月板向中央移位，因此出现交锁症状。后角撕裂与中央游离边缘的撕裂，只有一块小的带蒂断片变位，关节无交锁症状），关节有松动感，尤其在走高低不平路时，上述症状明显。

【检查】

（1）压痛多局限于半月板损伤侧相应的膝关节间隙，尤以两侧膝眼及腘窝的内、外侧易被触及。

（2）关节内肿胀，急性期常为出血所致，后期常为关节内积液所致。

（3）麦氏征阳性，研磨试验阳性。

（4）病程长者，可见股四头肌萎缩。

（5）理化检查：

1）X 线检查：不能显示半月板损伤，但可排除骨性病变。

2）关节镜检查：关节镜检查能直接观察到半月板损伤的程度。

3）MRI 检查：MRI 能明确半月板损伤，可清楚显示半月板损伤的程度和撕裂类型。

【诊断要点】

（1）有外伤史。

（2）伤后关节疼痛，肿胀，有弹响和交锁现象。

（3）膝内或外侧间隙有压痛。内侧半月板损伤：压痛局限于内侧关节间隙，以纵向撕裂多见。外侧半月板损伤：压痛局限于外侧关节间隙，以不完全横裂及水平撕裂多见。

（4）慢性期股四头肌萎缩，以股四头肌内侧头尤为明显。

（5）麦氏征、研磨试验阳性。

【鉴别诊断】

1. 膝关节内游离体　关节交锁时有时无，当游离体受卡压时则交锁。X 线片可见关节内游离体（又称关节鼠）。

2. 创伤性滑膜炎　膝关节肿胀明显，浮髌试验阳性，膝关节穿刺可抽出淡黄色或淡红色液体。

【治法】

活血化瘀，通经止痛。

【施术穴位及操作方法】

前带（拇指点法），热前（拇指点法），内鸡（拇指点法），铁闩（拇指点法），金丝道（拇指点法），会筋（拇指点法），防道（拇指、中指点法），还阳锁（拇指点法）。

配合药酒火功以活血化瘀、温经通脉。

【方义】

本病为经络痹阻，不通则痛，不荣则痛。治疗前先以推拿手法松解膝关节，使局部组织得以松弛。本病治疗以药酒火功为主，手法操作为辅，两者相得益彰，解除痛苦。施以拇指点法作用于热前、前带、内鸡以疏利关节、强筋健骨；点铁闩以补肾养肝；重点金丝道、会筋以舒筋活络止痛；轻点还阳锁、防道以补肾健脾止痛。点穴治疗结束后，用药酒火功膝关节周围，以膝眼处为主，活血化瘀通络，助血运行通畅，达通而不痛。

上楼活动痛，可重点操作前带穴（拇指重点）；下楼痛可重点操作铁闩（拇指重点）；腿不能弯可重点操作热前、内鸡两穴（拇指重点）。膝部肌肉薄弱，点法为重刺激手法，故施术时需酌情发力，不可按实。

【注意事项】

（1）局部应注意保暖。

（2）注意股四头肌的功能锻炼。

（3）非手术治疗无效者应及早手术治疗。

【典型病例】

张某，男，27岁，2003年1月13日于我科就诊。主诉：间断右膝关节疼痛3年，加重1天。患者自诉3年前入伍大幅度训练后出现右膝关节疼痛，休息后可缓解，未予以重视及治疗。其间，患者间断出现右膝关节疼痛，曾在部队医院行影像学检查，提示膝关节炎，未治疗。1天前遇阴雨天，右膝关节疼痛渐加重，走路时可听到膝关节有响声，长时间步行后觉“打软腿”，遂来我科就诊。经仔细询问，其疼痛每逢天气变化和劳累后加重，时有刺痛感、影响睡眠，舌质淡，苔薄白，脉弦滑。行右膝关节MRI检查：提示前交叉韧带内侧半月板轻度损伤，考虑后纵韧带损伤、关节腔少量积液。查体：右膝关节肿胀，按之疼痛，以膝眼压痛明显；浮髌试验、麦氏征、研磨试验阳性。四诊合参，诊断为右膝关节内侧半月板损伤。给予常氏点穴治疗1次，患者即感右膝关节轻松，疼痛较前减轻，嘱其注意休息；继以治疗3次，患者右膝关节肿胀消失，疼痛明显减轻；治疗期间配合药酒火功活血化瘀、温经通络，患者寒冷时节发作次数减少，再三叮嘱患者训练期间注意顾护膝关节，并向其传授膝关节锻炼动作。坚持治疗一个疗程后，疼痛基本改善。

十五、膝关节骨性关节炎

【概述】

骨性关节炎是指关节周围骨质增生，刺激周围组织产生的症状。因膝关节骨性关节炎多由增生引起，故又称增生性骨关节炎；因好发于中老年人，故也称老年骨关节病；因患病后关节变形故称之为变形性关节炎；因本病属退行性疾病故又称为退行性关节炎。膝关节骨性关节炎在全身骨性关节炎中发病率最高。膝关节骨性关节炎与年龄、职业、创伤、肥胖、膝关节畸形、寒冷和潮湿等因素有密切关系；男女均可发病，但以女性多见，尤其是闭经后的妇女。

《景岳全书》云："盖痹者闭也，以血气为邪所闭，不得通行而病也。"《素问·痹论》云："风寒湿三气杂至，合而为痹。"《张氏医通》云："膝为筋之府，膝痛无有不因肝肾虚者，虚则风寒湿气袭之。"《灵枢》云："血和则经脉流行，营复阴阳，筋骨劲强，关节清利矣。"

【病因病机】

传统医学认为，本病因肝肾亏虚、风寒湿热等病邪侵袭人体或因外力损伤引起，导致局部经络闭阻，气血瘀滞，引起肌肉、筋骨、关节等酸痛、麻木、重着、屈伸不利或关节灼热、肿大等。本病的发生多与外感风寒湿热邪气以及正气不足有关。

【临床表现】

1. 膝关节疼痛　疼痛轻重不等，轻时可无痛感或轻度疼痛，重时则感剧烈疼痛。疼痛的特点：①始动痛：膝关节处于某一位置较长时间后，开始运动时疼痛，活动片刻后疼痛缓解，活动过久再次出现疼痛。②负重痛：膝关节在负重时疼痛，如上下楼梯、上下坡时出现疼痛。③主动活动痛：主动活动时因肌肉收缩较被动活动（检查）时疼痛。④休息痛：膝关节在某一位置长时间不动时出现疼痛，也称静止痛。与静脉血液回流不畅，造成髓腔及关节内压力增高有关，需要变换体位才可以缓解。⑤与天气变化有关。

2. 膝关节功能受限　功能受限程度轻重不一，负重功能及运动功能均可受限。

3. 膝关节畸形　畸形可有可无，轻重不一。畸形可导致骨性关节炎，骨性关节炎又可使畸形加重。临床常见有“O”形腿、“X”形腿、“K”形腿。有时还可见膝关节屈曲挛缩、过伸畸形。

4. 压痛　常见的压痛点有：股骨内髁、股骨外髁、胫骨内侧髁、胫骨外侧髁、髌骨上下极、膝眼处。

5. 关节摩擦音　膝关节运动时，关节内可发出摩擦音。摩擦音的有无、大小可因患者病程的长短、增生的轻重而不同。柔和的摩擦音常提示退变和增生较轻；粗糙的摩擦音常提示退变和增生较重。

6. 肿胀　部分患者可有轻度肿胀。当增生的骨质刺激了滑膜时也可使肿胀加重。

7. X 线检查　膝关节正位片可见：胫骨髁间棘变尖；关节间隙变窄或不等宽；股骨内外髁和胫骨内外侧髁增生；骨刺可分为压力性骨刺、牵拉性骨刺；关节面模糊。侧位片可见：髌骨上下缘骨质增生；髌韧带钙化。髌骨轴位片可见：髌骨关节面变窄；关节面不光滑；髌骨边缘骨质增生。

【诊断要点】

（1）主要见于中老年患者。

（2）膝关节疼痛。

（3）膝关节功能受限：负重功能及运动功能均可受限。

（4）膝关节畸形。

（5）压痛：肌肉、韧带附着处有压痛。

（6）关节摩擦音。

（7）肿胀：或轻或重。

（8）X 线检查：膝关节正位片、侧位片可见骨质增生。

【鉴别诊断】

1. 膝关节半月板损伤　有外伤史，伤后关节疼痛、肿胀，有弹响和交锁现象，膝内外间隙压痛。慢性期股四头肌萎缩，以股四头肌内侧尤明显。麦氏征和研磨试验阳性。

2. 髌下脂肪垫损伤　有外伤、劳损或膝部受凉病史。膝关节疼痛，下楼梯为甚，膝过伸位疼痛加重，髌下脂肪垫压痛明显，膝过伸试验阳性，髌腱松弛压痛试验阳性。X 线膝侧位片，可见脂肪垫支架的纹理增粗，少数可见脂肪垫钙化阴影。

3. 髌骨软化症　膝关节活动量越大，疼痛越明显，且有过伸痛，行走无力。膝前侧、下端、内侧、外侧及腘窝均有压痛，按压髌骨时伸膝，可触及摩擦感及疼痛。髌骨研磨试验阳性。

4. 膝关节侧副韧带损伤　在韧带损伤部位有固定压痛，常在韧带的上下附着点或中部。膝关节呈半屈曲位，活动关节受限。侧方挤压试验阳性。

【治法】

祛风散寒除湿，通经活血止痛。

【施术穴位及操作方法】

魁星（拇指、食指、中指提弹法），前带（拇指点法），铁闩（拇指点法），热前（拇指点法），内鸡（拇指点法），金丝道（拇指点、拨法），防道（拇指点、拨法），海棠（拇指、食指、中指滑弹法），会风关（拇指点、拨法）。

【方义】

点穴前先以传统推拿手法松解局部，然后点穴。重弹魁星，引上肢气血下行；前带、铁闩、热前、内鸡四穴合用（拇指重点）补肝肾、养筋骨，亦可促进下肢气血上行，使气血回流顺畅；重点金丝道、防道以舒筋活络；滑弹海棠以补气养血，理筋舒筋，达松者不痛；轻点会风关（轻点轻拨，发力灵巧有渗透，不可按实；操作得体，有酸重感自穴位向足跟方向传递）以温通经脉；掌击大腿前部，促进局部气血通畅。临床表现偏于湿重，以肢体酸沉、重着、膝关节活动受限为主时，重点配合禅指揉药；以冷痛、活动不利为主时，着重药酒火功（壮火，轻叩重捂），以祛风散寒除湿，使气血调和、经脉畅通，通则不痛、荣而不痛，使症状悉除，膝痹可不日而愈。

上楼活动痛，可重点操作前带穴（拇指重点）；下楼痛可重点操作热前、铁闩（拇指重点）；腿不能弯可重点操作热前、内鸡两穴（拇指重点）。膝部肌肉薄弱，点法为重刺激手法，故施术时需酌情发力，不可按实。

【注意事项】

（1）对于膝关节疼痛、肿胀较重者，应嘱患者卧床休息。

（2）加强膝关节功能锻炼：做屈伸和摇摆以恢复膝关节运动功能；股四头肌静力收缩练习有助于消肿，恢复股四头肌肌力，预防并治疗股四头肌萎缩。

（3）应嘱肥胖患者适当加强体育锻炼，节制饮食，控制体重以减轻膝关节的负担。

【典型病例】

案1 李某，女，50岁，以“右膝关节疼痛肿胀2年余”为主诉求诊。患者自诉2年前右膝部摔伤，未采取任何治疗手段，后患膝局部肿胀、疼痛不已，下蹲、站起困难，活动受限，遇寒冷潮湿天气疼痛肿胀更甚。采取蜡疗、内服西药等治疗手段效果不明显。初诊症见右膝关节局部肿胀、疼痛，下蹲、站起困难，行走不利。无头晕头痛、心慌胸闷等其他不适。既往无高血压、糖尿病病史，无药物过敏及手术史。曾在外院做右膝关节CT提示：右膝关节构成骨见有骨质增生硬化，未见明显骨质破坏，关节间隙变窄，关节囊内见有积液。结合病史，诊为膝关节骨性关节炎，属膝痹范畴。采用上法治疗1次，术毕患者顿觉疼痛减轻，行走略见好转。继行上法治疗，六诊时患膝肿胀明显较前好转，以前因肿胀而模糊的髌骨显现，除上下楼梯偶有疼痛感之外，无其他症状。继续治疗7次后，肿胀疼痛症状消失，膝关节活动正常。随访半年未复发。

案2 孙某，女，65岁，2013年11月初诊。自诉右膝关节疼痛1年余，上下楼梯或长时间行走时疼痛加重，遇寒加重、得热痛减，休息亦可缓解症状。2个月前劳累后右膝关节疼痛加重并伴关节肿胀，行走困难。在外院诊为双膝关节重度骨性关节炎，X线片提示：双膝关节退行性变，K–L分级3级。予药物治疗，效不佳。建议行关节置换术。患者恐惧手术，要求保守治疗。其后辗转求医，未见好转。经熟人介绍来我院就诊。查体：双膝关节屈曲内翻畸形，右重于左。右膝肿胀，皮温皮色正常，膝关节周围压痛阳性，浮髌试验阳性，髌骨研磨试验阳性。诊为膝痹。予以上法治疗1次，并指导患者适当功能锻炼，保暖避风寒。二诊时，患者右膝肿痛较前明显减轻，但长时间行走、上下楼梯仍感疼痛，怕冷畏寒。复行上法治疗5次，六诊时述其上下楼梯时疼痛大为缓解，怕冷畏寒症状消失。继续治疗16次，上下楼梯已不感疼痛，生活自理。随访半年未复发。

十六、髌骨软化症

【概述】

髌骨软化症属于中医“筋伤”的范畴。该病也称髌骨软骨软化症或髌骨软骨病，是膝关节外伤或劳损导致的髌骨下软骨损伤。本病好发于15～40岁，女性较男性多；多双侧发病或两侧先后发病；尤以长期站立、反复屈伸膝关节者及运动员最多见。

【病因病机】

多由剧烈运动引起的软骨损伤。

【临床表现】

（1）膝关节疼痛：本病起病缓慢，最初常感到膝部隐痛、下楼时疼痛，逐渐变为上下楼梯都痛，下蹲后站起时疼痛、无力；常两侧先后发病。

（2）可有“软腿”“假交锁”现象。

（3）压痛：髌骨关节面、髌骨周围压痛，尤以髌骨内缘多见，有时膝眼处也可有压痛。

（4）髌骨研磨试验、单腿半蹲试验阳性。

（5）髌骨抽动试验阴性有助于除外髌骨软化。

（6）髌骨移动度：对比两侧髌骨的移动范围。患侧较正常侧移动范围减少，提示膝关节骨性关节炎、股四头肌紧张、膝关节僵硬、关节内外粘连等。移动范围增加则见于髌骨不稳，关节韧带松弛。

（7）股四头肌可有轻度萎缩，关节活动多不受限。

（8）X 线片：髌骨轴位片，早期多属正常，晚期髌骨与股骨关节间隙变窄，可见髌骨关节面软骨下骨质致密、不光滑，有时可见囊性变，边缘出现骨质增生。

（9）关节镜检查可明确诊断。

【诊断要点】

（1）外伤史或劳损病史。

（2）多见于中青年人。

（3）膝关节疼痛：上下楼梯疼痛，半蹲位膝部疼痛加重，膝关节无力，可以有“软腿”“假交锁征”现象。

（4）髌骨关节面、髌周压痛。

（5）股四头肌可有轻度萎缩。

（6）髌骨研磨试验阳性，单腿半蹲试验阳性，髌骨抽动试验阳性。

（7）X 线片：髌骨轴位片，早期多无异常改变，后期髌骨与股骨关节间隙变窄，可见髌骨关节面软骨下骨质致密、不光滑，有时可见囊性变，边缘出现骨质增生。

（8）关节镜检查可明确诊断。

【鉴别诊断】

本病应与半月板损伤和创伤性关节炎相鉴别。

【治法】

活血化瘀，通痹止痛。

【施术穴位及操作方法】

前带（拇指点法），热前（拇指点法），内鸡（拇指点法），铁闩（拇指点法），防道（拇指点法），金丝道（拇指点法）。

【方义】

本病治法与膝关节骨性关节炎治法大致相同。但本病常见于中青年，临床表现以膝关节疼痛为主，无膝关节肿胀、畸形，故临床治疗上当以药酒火功为主，佐以基础推拿手法，两者配合，解除膝关节病灶，达到通则不痛之目的。

上楼活动痛，可重点操作前带穴（拇指重点）；下楼痛可重点操作热前、铁闩（拇指重点）；腿不能弯可重点操作热前、内鸡两穴（拇指重点）。膝部肌肉薄弱，点法为重刺激手法，故施术时需酌情发力，不可按实。

【注意事项】

（1）嘱患者治疗期间应注意休息、保暖，避免剧烈运动和长期屈膝工作。

（2）嘱患者练习股四头肌静力收缩，练习仰卧抬腿。

【典型病例】

患者，男，17岁，2008年8月6日于我科就诊。主诉左侧膝关节疼痛 1 个月，加重 3 天，最初常感到左侧膝部隐痛，下楼时疼痛明显，未在意；后逐渐出现下蹲起立时疼痛、无力，自行膏药外用，未见明显好转，遂来我院我科门诊就诊。刻诊：髌骨周围压痛，活动后加重，髌骨研磨试验、单腿半蹲试验阳性。二便正常，睡眠正常，饮食尚可，舌质淡红，脉细数。诊为髌骨软化症。用常氏点穴疗法治疗一个疗程后疼痛缓解，下楼梯时疼痛减轻，后追加一个疗程，下蹲起立位时疼痛消失，膝关节活动自如，病愈。随访半年未再复发。

十七、胫骨结节骨骺炎

【概述】

胫骨结节骨骺炎是指胫骨结节骨骺在髌腱的牵拉下发生急性或反复慢性损伤的结果。骨骺是成长期骨骺发育中心，而胫骨结节骨骺位于胫骨近侧前面，股四头肌髌腱附着点。全身许多处骨骺的骨骺炎几乎都发生在发育成长期，骨骺发育异常应该是骨骺炎的发病基础。胫骨结节骨骺炎一般为外伤劳损，气血凝滞，胫骨结节骨骺失去气血的濡养温煦，经脉不通，故而疼痛、肿胀，功能失调。

【病因病机】

本病主要为慢性劳损引起气血凝滞，营卫不通，致胫骨结节处骨骺失去正常的气血温煦和濡养，致生本病。一是由于先天禀赋不足，营血失调，气血不能温煦、濡养筋骨，致生此病；二是体质虚弱，外伤或感风寒，湿邪所侵，脉络闭塞；三是气滞血瘀，气滞则血行不畅，血瘀也可致气行受阻，营卫失调，闭而不通，骨失所养。

【临床表现】

本病好发于青春发育期，多为发育加快、喜好运动者，可有剧烈运动或外伤史，胫骨结节处疼痛，活动后加重，胫骨结节局部可有肿胀，压痛，甚至发红、发热。主动伸膝、被动屈膝或蹲起时加重，是髌腱牵拉骨骺所致。成年后，遗留一个无症状的隆凸，偶尔在髌韧带处有一个疼痛的小骨片，或形成高位髌骨。

1. 症状　以膝痛为主要表现，行走时明显，在做奔跑、跳跃运动使股四头肌收缩时，以及上楼、用力伸膝或跪地活动压迫骨骺时，疼痛加剧。疼痛明显时可导致跛行，疼痛可持续数月或数年。骨骺完全骨化后，疼痛可消失。

2. 体征　胫骨结节隆起、坚硬，在髌韧带附着处有增厚和肿胀，并有明显压痛。在股四头肌抗阻力伸膝时，疼痛或压痛明显加重。

【检查】

X 线片早期可见胫骨结节前上方髌韧带附着处软组织肿胀、肥厚，有时可见钙化或骨化碎片；中期可见胫骨结节骨骺呈舌状，密度增高，不规则，边缘模糊，呈现点状或游离骨片状，或向前方移位，形成骨赘，甚至完全碎裂，与骨干分离；晚期可见游离骨片更加显著，胫骨结节呈不规则的碎块增生融合。

MRI 可显示髌腱炎或见到髌下滑囊。

【诊断要点】

胫骨结节部位肿胀、疼痛、压痛，无全身不适，活动多或上下楼梯时疼痛加剧，休息则疼痛减轻，病程较久者胫骨结节隆起。X 线检查侧位片早期常无明显异常发现，病程较久者可见胫骨结节骨骺呈轻度分离或有碎裂现象，髌韧带及其周围有软组织肿胀阴影。

【鉴别诊断】

1. 骨肉瘤　骨肉瘤是原发恶性骨肿瘤，胫骨近端也是好发部位，青春期同样为好发阶段。

2. 骨骺撕脱性骨折　骨骺撕脱性骨折多有明确的外伤史，局部软组织肿胀范围更大，伴有软组织瘀血形成。X 线检查可见骨折特亮线或者骨骺的明显移位，骨骺边缘较圆滑，无锋利的尖角形成等。

3. 骨骺变异　部分青少年在偶然的X线检查时，可见局部骨骺有多个，一般是多个骨化中心形成所致，局部无任何的不适症状，多可鉴别。

【治法】

强筋壮骨，通络止痛。

【施术穴位及操作方法】

魁星（拇指或中指滑弹法），铁闩（拇指点法），海棠（拇指、食指、中指提弹法），前带（拇指点法），热前（拇指点法），内鸡（拇指点法），金丝道（拇指点、拨法），防道（拇指点、拨法），还阳锁（拇指点法），苦根（中指点法），海牙（拇指点法）。

【方义】

本病多为本虚标实，临床上治疗解除疼痛的同时要注意顾护肝肾，标本兼治。轻弹魁星温经通络、强筋壮骨，加上铁闩补肾养肝，共同促进筋性组织的正常弹性；点拨金丝道（重点重拨，操作得体，往往有酸胀感自穴位沿腿外侧面向下放射）、防道（轻点重拨）舒筋活络；后期轻点还阳锁、苦根、海牙（本病中，苦根、海牙两穴当重点，操作得体，患者常感到两穴位酸胀难耐）三穴以提气升阳，调后天以养先天；海棠、前带、热前、内鸡可滑利关节、舒筋通络。点穴后使用揉药，辅以患处火功共同加强其温经通络之效。

上楼活动痛，可重点操作前带穴（拇指重点）；下楼痛可重点操作铁闩（拇指重点）；腿不能弯可重点操作热前、内鸡两穴（拇指重点）。膝部肌肉薄弱，点法为重刺激手法，故施术时需酌情发力，不可按实。

【注意事项】

限制患肢的运动。轻者禁止奔跑、跳跃等剧烈运动及长途跋涉，严重者卧床休息。待症状完全消失后，再逐渐恢复活动。

【典型病例】

患者，男，14 岁，2010 年 8 月 6 日于我科就诊。主诉：膝关节疼痛 2 天。患者自诉 2 天前在学校操场踢球不甚摔伤，在家休息 2 天不见好转，遂来我科门诊就诊。刻诊：胫骨结节处疼痛，活动后加重，胫骨结节局部红肿、压痛，二便正常，睡眠正常，饮食尚可，舌质淡红，脉细数。用上述方法治疗 2 次后疼痛缓解，连续治疗 5 天，痊愈。随访半年未再复发。

十八、踝关节软组织损伤

【概述】

本病指足部的肌肉、肌腱、韧带、关节囊等软组织的损伤，也可出现某一个关节面的微细错动、对合不良以及足弓结构的破坏。本病为临床中最常遇到的伤科病症，常发生于下楼梯、穿高跟鞋以及行走的路面不平。伤后患者易出现局部肿胀、皮下瘀血、剧痛，活动受限，不能行走，严重者可出现张力性水疱，治疗不及时或不恰当，常常后遗踝关节不稳、反复扭伤、肿胀、疼痛等，影响工作和学习。

【病因病机】

踝关节急、慢性软组织损伤属中医“筋伤”范畴，证属“气滞血瘀”，主要由于不慎跌仆或强力扭转引起，主要病机是气滞血瘀、脉络不通，局部筋肉或损或断，经脉、气血受损，血行失度不循常道，不能随气而行于脉内，溢于脉外，局部瘀血留之，不通则痛，故而肿胀疼痛，功能障碍，如《素问·阴阳应象大论》指出“气伤痛，形伤肿”。《圣济总录·伤折恶血不散》云：“若因伤折，内动经络，血行之道不得宣通，瘀积不散，则为肿为痛。”《血证论》云：“凡跌打未破皮者，其血坏损，伤其肌肉则肿痛…… 凡是疼痛，皆瘀血凝滞之故也。”《正体类要·序》说：“肢体损于外，则气血伤于内，营卫有所不贯，脏腑由之不和。”损骨能伤筋，伤筋亦能损骨，筋骨的损伤必然累及气血，脉络受损，血瘀气滞，瘀积不散而引起局部疼痛、肿胀、瘀斑等症状。

【临床表现】

（1）多有明显的踝部外伤史。

（2）损伤后局部疼痛，足内、外翻活动及行走时疼痛加重。

（3）损伤轻者可见局部肿胀，重者则整个踝关节肿胀。皮下瘀血明显，尤其是在伤后 2 ~ 3 天，皮下瘀血青紫更为明显。

（4）跛行，走路时患足不敢用力着地，踝关节活动受限。

【诊断要点】

（1）踝关节被动内、外翻并跖屈时，局部疼痛剧烈，且有明显局部压痛。

（2）X 线片可排除踝部的撕脱骨折。被动强力使足内翻或外翻位时拍摄 X 线片，若见踝关节间隙明显不等宽或距骨脱位的征象，则提示韧带完全断裂。

【治法】

本病西医认为如果出现血肿，必须冷敷（禁止热敷）且不能手法治疗，因为“不当操作”会刺激伤处，使毛细血管破裂致瘀。而常发祥老师恰恰认为药酒火功、手法点穴技高一筹，一则点穴不仅可理筋、舒筋、活络，促进局部血行，使瘀血快速消散；二则药酒火功对本病得天独厚，火能借药力、酒力，强力渗透、温通局部瘀滞，使“疏则不痛，通则不痛”。但是要求手法一定要轻巧柔和，不可粗暴用力。故治以“舒筋通络，活血化瘀”。

【施术穴位及操作方法】

会风关（拇指点、拨法），防道（拇指点、拨法）。

【方义】

点拨会风关（重点轻拨，发力灵巧有渗透，不可按实；操作得体，有酸重感自穴位向足跟方向传递），旨在下病治上，一则强肾健骨，二则解痉镇痛；点拨防道（轻点重拨，操作时能感受到肌腱的弹动，常有“咚”的闷响，并伴有酸胀感自穴位沿小腿外侧面向下延伸），缓急柔筋，调和气血；辅以患处火功，强力活血化瘀，使肿消筋自柔，痛安能不除。

【注意事项】

（1）治疗前，应排除踝部骨折、脱位及韧带完全断裂。

（2）抬高患肢，有利于肿胀消退。

（3）注意踝部保暖。

【典型病例】

案1 赵某，女，39岁，2007年6月初诊。患者自诉半年前出差时不慎扭伤右足外踝部，其时赴当地医院做冰敷处理，疼痛缓解后继续工作。1周后回郑，仍感疼痛，视之肿胀未消。为求治疗，特上门拜访。症见：患者右足外踝部疼痛，肿胀明显，足部皮肤隐见暗紫，舌暗淡，苔薄白，脉弦。查体：右足内踝压痛（+），足部肤温凉。X线片提示：未见骨质异常。诊为：右足踝关节软组织损伤。予上法治疗1次，术后明显不感疼痛；经治疗2次，配合局部药酒火功，肿胀消失，足部瘀血消失。治疗4次后疼痛消失，右足活动自如。嘱其适当休息，做局部热敷。

案2 王某，女，26岁，2013年12月初诊。患者诉其3天前排练时不慎扭伤右足外踝部，伤后即感右足外踝部疼痛难忍，行走困难。伤后即赴某三甲医院求医，针灸治疗2次，未缓解。因急于演出，经熟人介绍来我院就诊。查体：其右足外踝红肿压痛，活动明显受限。X线片提示：未见骨质异常。予上述手法配合药酒火功治疗，1次痛减，红肿略消。3次痊愈，继续投入演出工作。随访2周未复发。

十九、跟痛症

【概述】

跟痛症是以跟骨跖面疼痛为主症的慢性骨内科疾患，多发生于40～70岁的中老年人，男性多于女性，男女比例约为2∶1，特别是男性肥胖者及运动员，可一侧或两侧同时发病。大多数为慢性起病，常同时有风湿或类风湿性关节炎、骨性关节炎等。因足跟部是人体负重的重要部分，由于长期站立、行走、摩擦或外伤等因素使足部肌肉、筋膜长期受到牵拉等刺激，致局部产生无菌性炎症或瘀血，由于足部解剖特点决定局部组织渗出不能向四周扩散，故而出现以疼痛为主症的疾病。

【病因病机】

随着年龄的增长，人体组织发生退行性改变，长期劳损使足跟部组织发生病理改变。如足跟脂肪纤维垫炎、跟部滑囊炎、跖筋膜炎、跟骨高压症和跟骨骨刺等。跟骨周围这些不同组织发生的相应疾病，是形成跟痛症的重要病因。

从中医理论来看，跟痛症属于中医“骨痹”范畴，发病原因多与老年肝肾虚损、筋骨衰退、感受寒湿及外伤有关。主要是由于肾虚正气不足进而导致足跟部经脉瘀滞、筋骨失养、感受寒湿外邪发病。因而跟痛症主要是以肾虚为本，瘀滞、寒湿为标。常发祥老师认为，本病多由肾气虚陷致痛，一则气虚感受寒湿等外邪因而筋肉失养致瘀，不通则痛；二则气虚无力推动血行使筋肉失养而致瘀，不通则痛。

【临床表现及诊断要点】

（1）足跟纤维脂肪垫炎（简称“跟垫炎”）：由于跟部被硬物刺伤或长期压迫、受风寒湿邪侵袭而引起跟垫炎。患者跟下疼痛、肿胀，有浅在压痛。足跟负重区内侧压痛，老年人跟垫萎缩变薄，易引起症状，局部可触及纤维条索状物。

（2）跟部滑囊炎：外伤或反复摩擦可使跟骨下、后或跟腱后滑囊发生炎症。患者局部疼痛、肿胀，有压痛。如合并感染可引起红、肿、热、痛等典型炎症表现。

（3）跖筋膜炎：患者常有跟下或足心疼痛，足底有牵扯和紧张感，跟骨结节部位及腱膜中段压痛明显。尤其在晨起以后或休息后刚开始走路时疼痛明显，行走一段时间后疼痛反而减轻。

（4）跟骨高压症：可单侧或双侧发病，跟骨本身因慢性压缩或跟骨退行性变，导致跟骨内压升高。①跟骨以晨间下地负重时最明显，并有明显的静息痛或静息时跟骨酸胀感。②跟骨压痛广泛，无固定压痛点。③发病早期患肢抬高休息可使跟痛减轻或消失。④患者多为中老年人。

（5）跟腱周围炎：跟腱附着部位周围组织因外伤或劳损发生炎症引起跟腱部肿胀、疼痛。患者跟腱变粗大，局部有压痛，有摩擦感，炎症波及腱鞘时可出现车轴绞轧音。踝关节背伸、跖屈均可加重疼痛。跟腱周围炎常由于穿高跟鞋、硬帮鞋，长期压迫摩擦形成。

【检查】

（1）X 线检查（跟骨侧位或轴位）：跟骨局部情况、骨刺的有无及鉴别跟骨其他病变。

（2）MRI：检查足踝软组织是否存在增厚、挛缩及炎症改变。

【鉴别诊断】

（1）跟骨骨髓炎：跟骨骨髓炎虽有跟痛症状，但局部可有明显的红、肿、热、痛等急性感染的征象，严重者伴有高热等全身症状。实验室检查和 X 线检查可确立诊断。

（2）跟骨结核：本病多发于青少年，局部症状明显，肿痛范围较大，全身情况差，并有低热盗汗、疲乏无力、食欲减退等，实验室检查及 X 线检查可鉴别之。

【治法】

温阳补肾，活血通络，散寒祛湿。

【施术穴位及操作方法】

腰穴（拇指点法），二龙眼（拇指点法），会风关（拇指点法），还阳锁（拇指点法、掌推法），曲道（拇指点法），苦根（拇指点法、指推法）。

【方义】

重点腰穴、二龙眼以温阳补肾，通调一身气血；轻点会风关、掌推还阳锁（掌推时发力不可滞涩，重压轻推，力量陡发陡收）使肾气上行；重点曲道、指推苦根（拇指发力，按实向上推，不可往返）以温经通络，活血定痛；辅以患处火灸，加强其温经通络之效，更能借火酒之力，散寒祛湿。

【注意事项】

（1）尽量少走路，以避免病变部位受到刺激而加重病情。

（2）穿鞋时应选择宽大、柔软的鞋子，比如质地较好的旅游鞋，最好不要穿皮鞋或高跟鞋。

（3）每天睡前热水泡脚 20 ~ 30 分钟会有利于控制病情或恢复。

【典型病例】

田某，男，50 岁，2008 年 9 月 13 日初诊。主诉：双足足跟疼痛、活动受限 3 年。患者自诉于 3 年前开始出现双足跟疼痛，休息和保暖后可缓解，疼痛时作时止，未予以重视及治疗。2 年前足跟疼痛渐加重，经过针灸及推拿治疗，疼痛缓解，但时常反复发作。近半个月来发作频繁，有时连着几天疼痛不止，站立或行走疼痛加重，遂来我科门诊就诊。经询问病史，患者多从事站立工作，常因双足跟疼痛无法正常工作。刻诊：双足跟疼痛，行走不利，站立或行走过久疼痛加剧，喜温喜按，平躺足跟不能挨床，双足跟骨结节处有压痛，二便正常，纳食一般，睡眠差，舌淡苔白腻，脉紧涩。查体：双足足跟底前内侧压痛明显，跟部局部疼痛、肿胀。足跟X线斜位片提示：跟骨结节前方骨赘形成。诊为跟痛症，遂行上法进行治疗。连续治疗3天后患者觉疼痛明显减轻，可下地行走，不觉甚痛。1周后患者复诊，近几日疼痛未再发作，基本痊愈。继行上法，巩固治疗10天痊愈。1年后该患者带患者来求诊，并诉自己的双足跟疼痛未再发作。

第二节　内科病症

一、头痛

【概述】

头痛既是临床上常见的一种症状，又是单独的病名，本病是以头部疼痛为主要症状的病症，缘于循行于头部的经络拘急或失于濡养，清空不利。

【病因病机】

头痛可分为外感和内伤两大类。外感头痛多为外邪上扰清窍，壅滞经络，络脉不通。头为诸阳之会，手足三阳经皆上循头面，所谓“伤于风者，上先受之”“高巅之上，惟风可到”，外感头痛以风邪为主，且多兼夹他邪，如寒、湿、热等。若风邪夹寒邪，凝滞血脉，络道不通，不通则痛；若风邪夹热，风热炎上，清窍被扰，而发头痛；若风夹湿邪，阻遏阳气，蒙蔽清窍，可致头痛。

脑为髓海，依赖于肝肾精血和脾胃精微物质的充养，故内伤头痛之病机多与肝、脾、肾三脏的功能失调有关。肝主疏泄，性喜条达。头痛因于肝者，或因肝失疏泄，气郁化火，阳亢火升，上扰头窍而致；或因肝肾阴虚，肝阳偏亢而致。肾主骨生髓，脑为髓海。头痛因于肾者，多因房劳过度，或禀赋不足，使肾精久亏，无以生髓，髓海空虚，发为头痛。脾为后天之本，气血生化之源，头窍有赖于精微物质的滋养。头痛因于脾者，或因脾虚化源不足，气血亏虚，清阳不升，头窍失养而致头痛；或因脾失健运，痰浊内生，阻塞气机，浊阴不降，清窍被蒙而致头痛。若因头部外伤，或久病入络，气血凝滞，脉络不通，亦可发为瘀血头痛。

【临床表现】

患者自觉头部包括前额、额颞、顶枕等部位疼痛，为本病的证候特征。按部位中医有在太阳、阳明、少阳，或在太阴、厥阴、少阴，或痛及全头的不同，但以偏头痛者居多。按头痛的性质有跳痛、灼痛、胀痛、重痛、头痛如裂或空痛、隐痛、昏痛等。按头痛的方式，有突然发作，有缓慢而病。疼痛时间有持续疼痛，痛无休止，有痛势绵绵，时作时止。

【检查】

无论是偏头痛还是紧张性头痛均无特异性的实验室诊断指标。通常典型病例根据病史及体格检查即可做出诊断。只有在遇到不典型病例或其他五类特异性偏头痛时，才需要进行排除性的实验室检查。约 1/3 的偏头痛患者可出现脑电图异常。经颅多普勒脑血流检测常可发现偏头痛患者脑血流动力学异常。一部分紧张性头痛患者可出现肌电图的异常。脑脊液检查仅在为除外颅内感染的情况下才进行。脑 CT 和 MRI 检查也只是在为了排除颅内占位性病变或器质性病变时才进行。

【诊断要点】

（1）头痛部位多在头部一侧额颞、前额、颠顶，或左或右辗转发作，或呈全头痛。头痛的性质多为跳痛、刺痛、胀痛、昏痛、隐痛，或头痛如裂等。头痛每次发作可持续数分钟、数小时、数天，也有持续数周者。

（2）隐袭起病，逐渐加重或反复发作。

（3）应查血常规，测血压，必要时做腰穿、骨穿、脑电图。有条件时做经颅多普勒、CT、MRI 等检查，以明确头痛的病因，排除器质性疾病。

【鉴别诊断】

1. 类中风　类中风病多见于45岁以上，眩晕反复发作，头痛突然加重时，常兼半身肢体活动不灵，或舌强语謇。

2. 真头痛　真头痛多呈突然剧烈头痛，常表现为持续痛而阵发加重，甚至伴喷射样呕吐、肢厥、抽搐等。

【治法】

外感头痛以风邪为主，故治疗主以疏风，兼以散寒、清热、祛湿。内伤头痛多属虚证或虚实夹杂证，虚证以滋阴养血、益肾填精为主；实证当平肝、化痰、行瘀。

【施术穴位及操作方法】

广盖（中指点法），后风（拇指、食指提弹法），雪花盘（拇指点法），千斤塔（拇指或中指点拨法，拇指、食指、中指提弹法），寒闸（拇指点法），还阳锁（拇指点法）。

本病治疗时先点以上诸穴，而后火功雪花盘，再使用疏法疏理头部及头侧，具体操作翻阅手法章节。

【方义】

常氏点穴治疗的头痛证型主要为外感风邪和血虚生风两种证型，遵从中医“治风先治血，血行风自灭”的理论，外感风邪者主要以和解为主，以疏法（尤以三指疏法）操作头部及头侧，可使头部腠理疏松，有利于风邪的发散；点拨千斤塔（点中带拨，带动本穴下筋性组织向后方滑动而不滞手，以疏通颈部两侧肌肉，达通络止痛之效。如操作得体，患者常感觉头、颈、肩部猛然轻松、眼睛明亮）调和营卫，此为疏则不痛。同时可火功雪花盘以疏风解表，使“血得热则行”，解除病痛。血虚生风者以提气升阳、滋补肝肾为主，“气行则血行”。故当提弹千斤塔（轻提轻弹）、点寒闸（拇指重点）、掌根推还阳锁（发力时，以寸劲重压轻推，力量陡发陡收，过之反加重症状），此为荣则不痛。

【注意事项】

（1）患病之后，凡外感头痛者，应避免吹风，注意保暖。

（2）内伤头痛者，须心情开朗，避免恼怒，忌酒辣动火之品，忌食肥甘厚味，适当休息。

【典型病例】

案1 邢某，女，47岁，1980年11月初诊。患者自诉当年7月在野外打草，汗出当风，遂发为头痛。其痛日甚，不能坚持工作。在当地卫生所治疗3个月不愈。某医院诊为“神经性头痛”。症见：头痛难耐，两太阳穴痛、颠顶沉重、项背酸痛、头摇不止、记忆力减退。舌淡微胖，苔少薄腻，脉细。诊为头痛，血虚当风。经上法治疗2次，自觉两太阳穴痛减，颠顶沉重感消失，头摇略减。五诊时头痛明显减轻，项背酸痛也大为好转，头已不摇。继续治疗3次痊愈，随访半年未复发。

案2 王某，男，19岁，2006年8月初诊。主诉：头痛反复发作2年，加重半个月。患者自诉2年前盛夏时，大汗后进入空调房间，当夜即出现发热头痛、鼻塞、打喷嚏，在家附近诊所输液治疗后症状消失。后每遇感冒，头痛症状均较重，反复发作。半月前，头痛因感冒再次发作，赴某三甲医院输液治疗，热退后头痛仍不愈，时轻时重，伴恶心、呕吐，经熟人介绍遂来就诊。症见：精神不振，头痛剧烈，上午尤甚，伴有恶心、呕吐，体温37.8 ℃，头痛以前额部为甚，食欲减退，舌苔厚。诊为头痛，证属邪郁化热，湿浊内阻。治宜疏风清热化湿、解表通窍止痛。遂行上法治疗，治疗1次后头痛减轻，体温降至37.3 ℃。2次治疗后自诉头痛明显减轻，略感呕恶。继续治疗5次，诸症皆减，唯觉口干，投川芎茶调散加减3剂，再诊时，诸症悉除。

二、失眠

【概述】

失眠是以经常不能获得正常睡眠为特征的一类病症，主要表现为睡眠时间、深度的不足。轻者入睡困难，时寐时醒，或醒后不能再寐；重则彻夜不寐，常影响人们的正常工作、生活、学习和健康。

【病因病机】

邪扰心神或心神失养而导致阳不交阴或神不守舍而发生不寐。①情志不遂、肝火扰动：情志内伤，肝郁不舒，郁而化火，肝火扰动心神；或素体肝阴不足，肝阳上亢，扰动神明而不寐。②胃中不和、夜卧不安：暴饮暴食，脾胃受伤；或宿食停滞、酿成热痰，壅遏中焦；痰热上扰，胃气不和，则夜卧不安。③思虑劳倦太过、伤及心脾：心伤则心血暗耗，心阴亏虚神不守舍；脾伤则生化乏源，营血亏少，不能上奉于心，心失所养而心神不宁。④肾阴亏虚，心阳独亢：素体肾亏或久病肾虚，肾水不足不能上济于心，水不济火，心肾不交，心火独亢，扰动神明，心神不宁而不得寐。⑤心虚胆怯，心神不宁，心胆气虚，暴受惊骇，情绪紧张善惊易恐，惊恐伤神，心虚不宁而寐不安。

【临床表现】

（1）睡眠质量差：许多患者虽然能够入睡，可感到睡眠不能解乏，醒后仍有疲劳感。

（2）睡眠感觉障碍：缺乏睡眠的真实感，许多患者虽然能酣然入睡，但醒后坚信自己没睡着，而同房间的人或配偶却说他一直在打呼噜。

（3）睡眠浅容易做梦：患者自感睡不实，一夜都是似睡非睡的，一闭眼就是梦，一有动静就醒，有的早醒，不管几时入睡，早上三点钟准醒，醒后再入睡更难，只好瞪眼到天亮，失眠患者都知道，在睡不着觉的时候是最痛苦的。还有的患者经常做噩梦，从恐怖惊险的梦境中惊醒，出一身冷汗，紧张心悸，面色苍白，再也不敢入睡了，这也是失眠的表现。

（4）入睡困难：辗转难眠，入睡时间比以往推后1～3小时，患者说本来也很困，也想睡觉，可躺在床上就是睡不着，翻来覆去地想一些乱七八糟的事，心静不下来，睡眠时间明显减少。有的患者是白天发困，昏昏欲睡，无精打采，夜间却兴奋不眠，学习、开会、上课打盹，看电视靠在沙发上就睡着，可往床上一躺就又精神了，说什么也睡不着。

【检查】

临床可检测多导睡眠图：①测定其平均睡眠潜伏期时间延长（长于30分钟）；②测定实际睡眠时间减少（每夜不足6.5小时）；③测定觉醒时间增多（每夜超过30分钟）。

【诊断要点】

（1）轻者入寐困难或寐而易醒，醒后不寐，连续3周以上，重者彻夜难眠。

（2）常伴有头痛、头昏、心悸、健忘、神疲乏力、心神不宁、多梦等症。

（3）本病症常有饮食不节、情志失常、劳倦、思虑过度、病后体虚等病史。

【鉴别诊断】

（1）一过性失眠障碍。这在日常生活中常见，不需任何治疗，身体可做自然调节，故病程不足者不诊断失眠症。

（2）继发性失眠。

（3）其他睡眠障碍。如夜惊、梦魇患者可失眠，若有典型的夜惊和梦魇症状则不考虑失眠症。

【治法】

安神定志，补益肝肾。

【施术穴位及操作方法】

太极血（拇指点法），千斤塔（中指点、拨法），双风痹（拇指点法），苦根（拇指推法），腰穴（拇指点法），二龙眼（拇指点法）。

点穴之后在患者后背施以左下右上推摩法，30～50次，以背部皮肤红润为度；最后火功背部（自雪花盘烧至二龙眼，少火，轻叩轻捂）。

【方义】

本病为阳盛阴衰，阴阳失交，一为阴虚不能纳阳，一为阳盛不得于阴。轻点太极血、点拨千斤塔（点中带拨，带动本穴下筋性组织向后方滑动而不滞手，以疏通颈部两侧肌肉，达通络止痛之效。如操作得体，患者常感觉头、颈、肩部猛然轻松，眼睛明亮）调补心神、通经活络；轻点双风痹（本穴手法操作得体，患者往往有酸胀感自穴位延肩后外侧向手臂放射）疏风散寒；轻推苦根（拇指轻推，自足底往跟腱处上推，应指有波动感者为佳），可起到补益肾气的作用；推摩后背部调节脏腑阴阳，平补心肾、安神定志；再从雪花盘到二龙眼施以火功疏通经络，水火相互交通，共同达到安神定志的作用。

【注意事项】

首先要建立有规律的作息制度，从事适当的体力活动或体育锻炼，增强体质，持之以恒，促进身心健康。其次养成良好的睡眠习惯。晚餐要清淡，不宜过饱，更忌浓茶、咖啡及吸烟。睡前避免从事紧张和兴奋的活动，养成定时就寝的习惯。另外，要注意睡眠环境的安宁，床铺要舒适，卧室光线要柔和，并努力减少噪声，去除各种可能影响睡眠的外在因素。

【典型病例】

刘某，男，40岁，2000年3月初诊。患者自诉失眠已久，时常心悸，曾多处寻医治疗，口服中药已有百余剂，效果不佳。现症见：心悸神倦，头晕耳鸣，腰膝酸软，咽干少津，舌红少苔，脉细数。遂来我科门诊治疗，给予以上手法治疗5次，睡眠逐渐好转，遂又治疗10次。痊愈。随访半年未复发。

三、眩晕

【概述】

眩是患者自觉视物发黑，或眼花；晕是头晕目眩，即视物旋转，以致站立不稳等，二者常同时并见，故称眩晕。眩晕为临床常见病症，多伴有恶心、呕吐、耳鸣，或兼见头痛、头胀、头目不清、头目昏沉等表现。

【病因病机】

眩晕的病因病机为本虚标实，以虚为主，与风、痰、瘀有关，故有“诸风掉眩，皆属于肝”“无风不作眩”“无火不作眩”“无虚不作眩”“无痰不作眩”等说法。由以上深究其本源，不外乎以下几点。

（1）情志内伤。素体阳盛，加之恼怒过度，肝阳上亢，阳升风动，发为眩晕；或因长期忧郁恼怒，气郁化火，使肝阴暗耗，肝阳上亢，阳升风动，上扰清窍，发为眩晕。

（2）饮食不节，损伤脾胃。脾胃虚弱，气血生化无源，清窍失养而作眩晕；或嗜酒肥甘，饥饱劳倦，伤于脾胃，健运失司，以致水谷不化精微，聚湿生痰，痰湿中阻，浊阴不降，引起眩晕。

（3）外伤、手术。头部外伤或手术后，气滞血瘀，痹阻清窍，发为眩晕。

（4）体虚、久病、失血、劳倦过度。肾为先天之本，藏精生髓，若先天不足，肾精不充，或者年老肾亏，或久病伤肾，或房劳过度，导致肾精亏虚，不能生髓，而脑为髓之海，髓海不足，上下俱虚，而发生眩晕。或肾阴素亏，肝失所养，以致肝阴不足，阴不制阳，肝阳上亢，发为眩晕。大病久病或失血之后，虚而不复，或劳倦过度，气血衰少，气血两虚，气虚则清阳不展，血虚则脑失所养，皆能发生眩晕。

本病病位在清窍，由气血亏虚、肾精不足致脑髓空虚，清窍失养，或肝阳上亢、痰火上逆、瘀血阻窍而扰动清窍发生眩晕，与肝、脾、肾三脏关系密切。眩晕的病性以虚者居多，故张景岳谓“虚者居其八九”，如肝肾阴虚、肝风内动，气血亏虚、清窍失养，肾精亏虚、脑髓失充。眩晕实证多由痰浊阻遏，升降失常，痰火气逆，上犯清窍，瘀血停着，痹阻清窍而成。眩晕的发病过程中，各种病因病机，可以相互影响，相互转化，形成虚实夹杂；或阴损及阳，阴阳两虚。肝风、痰火上扰清窍，进一步发展可上蒙清窍，阻滞经络，而形成中风；或突发气机逆乱，清窍暂闭或失养，而引起晕厥。

【临床表现】

本病的临床表现特征是头晕与目眩，轻者仅眼花，头重脚轻，或摇晃浮沉感，闭目即止；重则如坐车船，视物旋转，甚则欲仆。或兼目涩耳鸣，少寐健忘，腰膝酸软；或恶心呕吐，面色苍白，汗出肢冷等。发作间歇期长短不一，可为数月发作一次，亦有一月数次。常可有情志不舒的诱因，但也可突然起病，并可逐渐加重。眩晕若兼头胀而痛，心烦易怒，肢麻震颤者，应警惕发生中风。正如清代李用粹《证治汇外·卷一·中风》所说：“平人手指麻木，不时眩晕，乃中风先兆，须预防之。”

【诊断要点】

（1）头晕目眩，视物旋转，轻者闭目即止，重者如坐车船，甚则仆倒。

（2）可伴有恶心呕吐、眼球震颤、耳鸣耳聋、汗出、面色苍白等。

（3）多慢性起病，反复发作，逐渐加重。也可见急性起病者。

（4）查血红蛋白、红细胞计数，测血压，以及做心电图、颈椎 X 线检查、头部 CT、MRI 等项检查，有助于明确诊断。

（5）应注意排除颅内肿瘤、血液病等。

【鉴别诊断】

1. 中风病　中风病以猝然昏仆，不省人事，伴有口舌歪斜，半身不遂，失语；或不经昏仆，仅以歪斜不遂为特征。中风昏仆与眩晕之仆倒相似，且眩晕可为中风病先兆，但眩晕患者无半身不遂、口舌歪斜及舌强语謇等表现。

2. 厥证　厥证以突然昏仆，不省人事，或伴有四肢厥冷为特点，发作后一般在短时间内逐渐苏醒，醒后无偏瘫、失语、口舌歪斜等后遗症。严重者也可一厥不醒而死亡。眩晕发作严重者也可有眩晕欲倒的表现，但一般无昏迷不省人事的表现。

3. 痫病　痫病以突然仆倒，昏不知人，口吐涎沫，两目上视，四肢抽搐，或口中如作猪羊叫声，移时苏醒，醒后一如常人为特点。痫病昏仆与眩晕甚者之仆倒相似，且其发前多有眩晕、乏力、胸闷等先兆，发作日久常有神疲乏力、眩晕时作等症状表现，故应与眩晕鉴别。其鉴别要点为痫病昏仆必有昏迷不省人事，且伴口吐涎沫、两目上视、抽搐、猪羊叫声等症状。

【治法】

补虚泻实，调整阴阳。

【施术穴位及操作方法】

主穴：千斤塔（拇指、食指、中指提弹法，拇指或中指点拨法）。

辅穴：后风（拇指、食指、中指提弹法），太极血（拇指点、拨法）。

头部基础推拿手法后，行点穴治疗，再使三指疏法疏理 30 ~ 50 次，最后在后风穴施以揉药。

【方义】

眩晕病的治疗，由于病因病机的不同，病理变化特征各异，有其规律性，也有其灵活性。中医认为，肝为风木之脏，主疏泄，性喜条达。忧郁恼怒，疏泄失常，气郁化火，上扰清窍；或脾胃功能受损，水谷精微运化失常而聚湿生痰，痰浊上蒙清窍；又或者思虑劳倦过度或饮食不节，损伤脾胃，或因脾胃素虚，导致化源不足或年老体衰，肾精耗伤，脑髓不足，气虚清阳不升，血虚脑失濡养。以上诸多因素，均可导致脑窍失利，发为眩晕。遂取用以上诸穴运用常氏点穴手法进行调整。弹后风穴，因其善治内风，并可疏通头部经筋及经络气血，强筋而明目。太极血为长养先天，调补后天之要穴，固可补肾疏肝，调和气血。千斤塔为本病操作要穴，合理操作本穴，往往瞬间见效。虚则重弹，使纲举目张气血振奋；实则点而拨之，使肩松，肩松则筋骨皆松，筋骨皆松则郁火散、阳气皆清，阴阳和合。三穴合用补虚泻实而调整阴阳，以治眩晕之本。

本病常发祥老师在临床多配合颈项部的揉药，即用丁香、肉桂、薄荷冰等辛香发散药外揉，即可在外部帮助疏通经络，发散郁邪，以治其标，如此标本结合，愈病神速。常发祥老师还提出三分手法七分火，药酒中用辛散、温通类中药，最后以火功收尾可加强疏通经络的作用。

【注意事项】

（1）保持心情开朗愉悦，饮食有节，注意养生保护阴精，有助于预防本病。

（2）患者的病室应保持安静、舒适，避免噪声，光线柔和。保证充足的睡眠，注意劳逸结合。保持心情愉快，增强战胜疾病的信心。饮食以清淡易消化为宜，多吃蔬菜、水果，忌烟酒、油腻、辛辣之品，少食海腥发物，虚证眩晕者可配合食疗，加强营养。眩晕发作时应卧床休息，闭目养神，少做或不做旋转、弯腰等动作，以免诱发或加重病情。重症患者要密切注意血压、呼吸、神志、脉搏等情况，以便及时处理。

【典型病例】

刘某，女，52岁，1991年4月初诊。患者自诉头晕兼头重，如同铁箍勒于头上，其病已有年余，原因不明，曾四处治疗，未见明显好转。症见眩晕、头重，胸闷泛恶，时作时止。切其脉沉缓无力，视其舌体则硕大异常，苔白且腻。经上法治疗3次，患者自诉头晕明显减轻，“紧箍咒”稍松。继续治疗8次，眩晕消失，随访半年未复发。

四、中风

【概述】

中风是临床常见病，又称脑卒中，其急性期为发病后2周至1个月，恢复期为1个月至半年，后遗症期指中风发病半年以上。本病以猝然昏倒、口眼㖞斜、半身不遂为主要特点，多因出血或血流受阻，使受累脑组织发生缺血、坏死或软化、水肿。后遗症期临床表现为半身不遂、舌强语謇、口眼㖞斜、精神意识障碍等主要症状，多因脑血管意外引起，如脑出血、脑血栓形成、脑梗死、脑外伤等疾病遗留下来的后遗症。

【病因病机】

中医认为中风的形成，是在气血内虚的基础上，遇有劳倦内伤、忧思恼怒、嗜食厚味、烟酒等原因，进而引起脏腑阴阳失调，气血逆乱，直冲犯脑，脑脉痹阻或血溢脑脉之外所致。本病病位在脑，但和肝、脾、肾、心等脏器密切相关。中风后遗症多属本虚标实而侧重在“本虚”，其虚可见气虚与阴虚，但以气虚为多见。

【临床表现】

中老年患者，出现比较典型的临床表现。初期单侧上下肢瘫痪无力，肌肤不仁，口眼㖞斜，舌强语謇，时流口水，面色萎黄。后期肢体逐渐痉挛僵硬，拘紧不张。久之，则产生肢体废用性强直、挛缩，导致肢体畸形和功能丧失。

【诊断要点】

（1）口眼㖞斜：口角及鼻唇沟歪向健侧，鼓腮漏气，但能做皱额、蹙眉及闭眼等动作。

（2）半身不遂：患侧肢体初期软弱无力，知觉迟钝或稍有强硬，后期肌张力增高，关节挛缩畸形，感觉略减退，活动功能基本丧失，患侧上肢肱二头肌、肱三头肌腱反射亢进，下肢膝腱和跟腱反射均亢进，健侧正常。

（3）血压：脑出血和脑血栓患者血压偏高，蛛网膜下腔出血患者一般正常，脑栓塞患者血压正常。

（4）颅脑 CT、MRI 检查可以确诊。脑脊液检查、脑血流图、脑电图、眼底检查、偏瘫步态等的检查可帮助诊断。

【鉴别诊断】

本病由于脑部病变情况不同，临床表现和预后也不同，因此要加以鉴别。本病还需与其他疾病引起的半身不遂相鉴别，如脑肿瘤，发病一般较缓慢，症状进行性加重，见同侧眼睑下垂，眼球外视、不能内转，瞳孔散大及对光反射消失，伴有发作性头痛，后期则可见全身或局限性癫痫发作。脊髓损伤：多有脊髓内占位性变病史或外伤史。脑外伤：有脑外伤史。

【治法】

疏通经脉，通利筋骨。

【施术穴位及操作方法】

主穴：后风（拇指、食指、中指提弹法），千斤塔（拇指、食指、中指提弹法），太极血（拇指点、拨法），双风痹（拇指点法）。

加减：上肢不遂加穴——官中（拇指点、拨法），活节（拇指点、拨法），风性（拇指或中指滑弹法），前腕（拇指、食指、中指提弹法），后腕（拇指、食指、中指提弹法）。

下肢不遂加穴——腰穴（拇指点法），二龙眼（拇指点法），金丝道（拇指点、拨法），魁星（拇指、食指、中指提弹法），防道（拇指点、拨法），苦根（拇指点法），海牙（中指点法）。

治疗本病时，主穴均以重手法操作，余加减诸穴，视其所属部位而灵活应用点按、点拨、提弹法；中风后遗症多配合患侧肢体部位局部火功。

【方义】

中风后遗症多为本虚标实，其本为肝肾阴虚，气血衰少；其标为风火相煽，痰湿壅盛，瘀血阻滞，气血逆乱。按缓则治其本的原则，应以扶正为主。然半身不遂、偏身麻木、言语不利之症俱在，乃瘀血、湿痰阻络而成，故治宜标本兼顾。法当疏通经脉，通利筋骨。遂取后风、千斤塔轻提重弹以强筋、舒筋的同时振奋一身阳气；再以点拨太极血（轻点重拨）以调和全身气血。三穴合用，使一身筋骨开合，气血皆行。余加减诸穴灵活操作，以振奋局部气血、滑利关节。又肝在体合筋，弹拨筋肉即是动肝气，肝气动则一身气血皆动，动则阴阳合。故以上诸穴合用，再配合局部推拿可调整整体阴阳而治本；而火功疗法活血通络化瘀治其标则取效甚捷。临床如能正确辨证论治，中西医结合治疗并辅以常氏点穴疗法可以较好地改善患者的肢体运动功能、感觉功能、言语功能及认知功能，从而提高生活质量。

【注意事项】

（1）足够睡眠：睡眠可使人体得到充分休息，是防止发生疲劳、恢复体力的重要方法。因此，要按时睡、定时起，保证 8 小时以上足够的睡眠。

（2）充分休息：中风后遗症患者要保证充分的休息，以解除身心的疲劳，恢复体力，以免中风复发。切忌体力或脑力劳动的过度。

（3）适量运动：生命在于运动，运动有助于气血流通、增强体质、提高机体的抗病能力。运动形式有多种，如气功、太极拳、保健操等，但其中最简便易行的为散步。运动一般每次 15 分钟左右，每日 2 ~ 3 次即可，速度应缓慢，以微微出汗，心率每分钟 110 ~ 120 次为度。运动过程中，如出现异常症状，如头痛、头晕、心慌、恶心、呕吐等，要立即停止运动。

（4）精神调节：中风偏瘫患者常伴有精神情绪的改变，诸如紧张、忧愁、焦虑、烦躁、恐惧、易怒、易激动等。这些不良的情绪，极易加重病情，导致中风的复发。因此，必须在医生的指导下，培养乐观愉快的情绪，以保持良好的精神状态。

（5）适当饮水：中风后遗症患者大多对口渴不敏感，因此要养成适当的饮水习惯。特别是在早上起床及白天进行各种运动后，要注意饮水，以补充因出汗、呼吸等排出的水分，保证血液中水分含量的相对恒定状态。

【典型病例】

钱某，男，65 岁，2013 年 6 月初诊。患者素有高血压 10 余年，1 个月前如厕时突感头晕，左侧肢体无力，伴有头痛，恶心呕吐，口角歪斜，在某医院急查头颅 CT 提示右外囊区脑出血，住院治疗 1 个月，头痛、恶心呕吐、口角歪斜等症状基本消失，唯左侧肢体活动仍然欠佳。复查头颅 CT 提示脑出血灶已吸收。经熟人介绍到我院门诊求点穴治疗。患者自诉头晕，全身乏力，左侧肢体沉重、活动不灵活，平时出汗较多。查体：血压 160/90 mmHg，左上肢肌力 3 级，左下肢肌力 2 级，肌张力增高，左侧巴宾斯基征阳性。舌质淡，苔薄白，脉沉细。西医诊断为脑出血恢复期，中医诊断为中风，中脏腑，辨为气虚血瘀。遂行点穴火功治疗，配合局部按摩，并嘱其积极进行肢体康复训练。治疗每日 1 次，10 次为 1 个疗程。经治 1 个疗程后，左侧肢体乏力症状逐渐恢复，可自行拄拐杖行走。继续治疗 2 个疗程，左侧肢体基本能正常活动，左上、下肢肌力均为 5 级，肌张力不高，行走自如，能自行上街散步。随访半年未复发。

五、呕吐

【概述】

呕吐是因胃失和降，胃气上逆，而出现的以胃内容物从口吐出为主要临床表现的病症。一般以有物有声谓之呕，有物无声谓之吐，无物有声谓之干呕。临床中呕与吐常并见，称之为呕吐，其发病多与饮食失调有关。

【病因病机】

本病病因主要有外邪犯胃、饮食不节、情志失调、久病体虚四种。基本病机为胃失和降，胃气上逆，其病位主要在胃，还与肝、脾有密切的关系。

【临床表现】

主症：以呕吐为主要表现。本病呕吐前可有胃脘嘈杂、嗳气吞酸、恶心频作等先兆症状。呕吐物先为胃内容物，或夹痰液，或带少量出血，终至呕吐黄绿色胃液。患者多伴胃脘疼痛、胀满，吐后始觉轻松。部分患者可伴有头晕、汗出、面色苍白、脉缓等症状。严重呕吐者，可出现血压下降、脱水，甚至食管、贲门黏膜撕裂等表现。

外邪犯胃证：突然呕吐，急骤剧烈，有感寒等六淫所伤病史，伴发热、恶寒、身痛。呕吐前胸脘满闷、嘈杂泛酸、恶心，吐后诸症减轻，苔白腻，脉滑。

食滞内停证：暴饮暴食或酗酒，饮食后呕吐宿食痰涎，吐后舒适，呕吐物酸臭，嗳腐吞酸，胃脘胀满疼痛，大便干结臭秽，完谷不化，苔白腻，脉滑。

肝胃不和证：呕吐清水痰涎或食物，每因情志刺激而诱发，胸胁胀满，攻撑作痛，泛酸，烦闷易怒，舌红苔薄白，脉滑或弦。

脾胃虚弱证：呕吐反复发作，稍有不慎即恶心欲吐，脘痞纳呆，消瘦乏力，面色苍白，四肢不温，口干，饥不欲食，大便溏薄，舌淡苔白，脉濡弱无力。

痰饮内阻证：呕吐清水痰涎，脘闷不食，头眩心悸，舌苔白腻，脉滑。

【检查】

（1）胃镜、上消化道钡餐透视检查：可了解胃黏膜情况，贲门、幽门及十二指肠黏膜的改变。

（2）腹部透视及腹部 B 超检查：在呕吐不止，伴有腹胀、矢气减少或无大便时，可检查有无肠梗阻。腹部 B 超还可了解胰腺和胆囊的情况。

（3）CT 及 MRI 检查：患者暴吐，呈喷射状，应做头部 CT 或 MRI，以排除颅脑占位性病变。

（4）实验室检查：肾功能检查以排除肾功能衰竭和尿毒症所致呕吐

（面色萎黄，呕吐不止，伴有少尿、浮肿）；血常规、电解质检查可了解有无贫血及电解质紊乱。育龄妇女应化验小便，查妊娠试验。

【诊断要点】

（1）初期呕吐量多，吐出物多有酸腐气味，时作时止，吐出物不多，酸臭气味不甚。

（2）新病邪实，呕吐频频，常伴有恶寒、发热、脉实有力。久病正虚，呕吐无力，常伴精神萎靡、倦怠、面色萎黄、脉弱无力等症。

（3）本病常有饮食不节、过食生冷、恼怒气郁或久病不愈等病史。

【鉴别诊断】

1. 呕吐与反胃　二者同属胃部的病变，病机都是胃失和降，气逆而上，且都有呕吐的临床表现。但反胃是指饮食入胃，宿谷不化，经过良久，由胃返出之病，多属阳虚有寒，常食尚能入，但经久复出，朝食暮吐，暮食朝吐。呕吐是以有声有物为特征，因胃气上逆所致，有感受外邪、饮食不节、情志失调和胃虚失和的不同。

2. 呕吐与噎膈　二者皆有呕吐的症状，噎膈是指吞咽食物哽噎不顺，饮食难下，或纳而复出的疾患。噎膈多是阴虚内热，主要表现为吞咽困难，阻塞难下，旋食旋吐，或徐徐吐出。呕吐大多病情较轻，病程较短，预后尚好，而噎膈多因内伤所致，病情深重，病程较长，预后欠佳。

【治法】

和胃降逆，祛邪止呕。

【施术穴位及操作方法】

四指疏法（疏腹部）：一手拇指内扣，食指、中指、无名指、小指并指做剑，以指腹为着力点，手指微用劲儿，肩背部带动前臂发力，肘、腕放松使疏法走“S”形，自剑突下凹陷处起，沿左侧肋缘下至腋前线，并指画弧，转至脐旁右侧腹直肌外缘止，收手时指下略微下带。

禅指揉药：膻中、中脘、神阙等穴（临床随症加减）。

【方义】

本病在传统推拿辨证治疗的基础上，主要以疏法、揉药为主。盖因脾胃居于中焦，属中央，灌四旁，养五脏，起枢纽作用，脾胃安上可养心神、调水道，下可理肝气、充精骨，且本病的发生与饮食密切相关，因此调补脾胃显得尤为重要。故本病治疗一用疏法（四指疏法），利用指腹，疏中带摩，摩中带疏，作用于腹部，起到理气和胃之效；二用揉药，功在化湿，选取膻中、中脘、神阙穴，施以揉药，以化湿行气，使湿去脾安。

【注意事项】

（1）起居有常，饮食有节，避免风寒湿等秽浊之邪入侵。

（2）保持心情舒畅，避免精神刺激。

（3）饮食方面注意调理，避免过食生冷瓜果等，以及避免过食肥甘厚味、辛辣香燥等食物。

（4）注意休息，密切观察病情变化。

【典型病例】

患者，女，36岁，2013年4月就诊。主诉：呕吐2天。刻诊：2天前患者外出旅游登山，而后偶感风寒，感冒鼻塞，回家后即食入即吐，项背疼痛僵硬，恶寒发热，苔白腻，脉濡缓。诊断：呕吐。用上述方法治疗1次后即不呕吐。

六、胃脘痛

【概述】

胃脘痛又称胃痛，是以上腹胃脘部近心窝处疼痛为主症的病症。系因胃气郁滞，气血不畅所致。多见于胃及十二指肠炎症、溃疡、痉挛等疾病。

【病因病机】

1. 外邪犯胃　外感寒湿热诸邪，内客于胃，皆可致胃脘气机阻滞，不通则痛。其中尤以寒邪为多。

2. 饮食伤胃　饮食不节，过饥过饱，损伤脾胃，胃气壅滞，不通则痛。

3. 情志不畅　忧思恼怒，伤肝损脾，肝失疏泄，横逆犯胃，脾失健运，胃气阻滞，均致胃失和降，而发胃痛。

4. 素体脾虚　脾胃为仓廪之官，主受纳运化水谷，若素体脾胃虚弱，运化失职，气机不畅或中阳不足，中焦虚寒，失其温阳而发胃痛。

【临床表现】

主症：胃脘痛，食欲减退，恶心呕吐，嘈杂泛酸，嗳气吞腐。

寒邪客胃证：胃痛暴作，恶寒喜暖，得温痛减，遇寒加重，口淡不渴，或喜热饮，舌淡苔薄白，脉弦紧。

饮食伤胃证：胃脘疼痛，胀满拒按，嗳腐吞酸，或呕吐不消化食物，其味腐臭，吐后痛减，不思饮食，大便不爽，得矢气及便后稍舒。苔厚腻，脉滑。

肝气犯胃证：胃脘胀痛，痛连两胁，遇烦恼则痛作或痛甚，嗳气、矢气则痛舒，胸闷嗳气，喜长叹气，大便不畅，舌苔多薄白，脉弦。

脾胃虚寒证：胃痛隐隐，绵绵不休，喜温喜按，空腹痛甚，得食则缓，劳累或受凉后发作或加重，泛吐清水，神疲纳呆，四肢倦怠，手足不温，大便溏薄，舌淡苔白，脉虚弱或迟缓。

【检查】

（1）电子胃镜或纤维胃镜、上消化道钡餐造影检查：急、慢性胃炎，胃、十二指肠溃疡病，胃黏膜脱垂等。

（2）腹部透视：肠梗阻、肠穿孔等。

（3）幽门螺杆菌检测：幽门螺杆菌感染。

【诊断要点】

（1）胃脘部疼痛，常伴痞闷或胀痛、嗳气、泛酸、嘈杂、恶心呕吐等症。

（2）发病常与情志不畅、饮食不节、劳累、受寒等因素有关。

（3）上消化道钡餐 X 线检查、纤维胃镜及组织病理活检等，可见胃、十二指肠黏膜炎症、溃疡等病变。

（4）大便或呕吐物隐血试验强阳性者，提示并发消化道出血。

（5）B 超、肝功能、胆道 X 线造影有助于鉴别诊断。

【鉴别诊断】

1. 胃痛与真心痛　真心痛是心系病变所引起的心痛证，多见于老年人，为当胸而痛，其多刺痛，动辄加重，痛引肩背，常伴心悸气短、汗出肢冷，病情危急，其病变部位、疼痛程度与特征、伴随症状及其预后等方面，与胃痛有明显区别。

2. 胃痛与胁痛　胁痛是以胁部疼痛为症状，可伴发热恶寒，或目黄肤黄，或胸闷太息，极少伴嘈杂泛酸，嗳气吐腐。肝气犯胃的胃痛有时亦可攻痛连胁，但仍以胃脘部疼痛为症状。两者具有明显的区别。

3. 胃痛与腹痛　腹痛是指胃脘部以下，耻骨毛际以上整个位置疼痛为症状。胃痛是以上腹胃脘部近心窝处疼痛为症状。两者仅就疼痛部位来说，是有区别的。但胃处腹中，与肠相连，因而在特殊病症中，胃痛可以影响及腹，而腹痛亦可牵连于胃，这就要从其疼痛的主要部位和如何起病来加以辨别。

【治法】

理气和胃止痛。

【施术穴位及操作方法】

主穴：血盆（拇指点法）、腰柱（拇指、食指、中指提弹法）、二龙眼

（拇指点法）。

辅穴：神阙。

点穴术毕，再使火功，烧神阙、血盆、二龙眼三穴；胃胀时可加提弹腰柱穴。

【方义】

胃脘治疗以“通”字立法，《医学真传》曰：“夫通则不痛，理也，但通之之法，各有不同。调气以和血，调血以和气，通也；下逆者使之上行，中结者使之旁达，亦通也。虚者，助之使通，寒者，温之使通，无非通之之法也。若必以下泄为通，则妄矣。”神阙位居腹部，火功能温而通之；血盆为调气血之要穴，火功以加速活血化瘀，疏肝散结，亦是使全身通而用之；二龙眼虽居背部，但其关乎先天之肾，可温中补虚，功同神阙，尤适用于虚证的绵绵不愈之痛；腰柱居带脉之上，带脉环腰腹一周，于其约束不利而致气滞疗效显著。诸穴配伍，处处体现以通为主，以通治痛。根据“经脉所通，主治所及”的原理，故可调和气血，通经止痛，治疗腰腿疼痛、下肢麻木等经脉病。

【注意事项】

（1）规律饮食，忌暴饮暴食，饥饱不匀。

（2）本病发生多与情志不遂有关，故要注重情志调节，调整心情，避免过度劳累。

（3）饮食清淡，尽量避免进食浓茶、咖啡和辛辣刺激食物，进食细嚼慢咽。

（4）慎用水杨酸、肾上腺皮质激素等西药。

【典型病例】

李某，男，36岁，1992年10月初诊。患者平素体弱，半年前渐觉左肋下有积气，一食生冷之物，即感腹中冷痛，呕吐清水，眩晕欲倒，目闭心烦，静卧一两日则缓解。赴某三甲医院，西医常规检查未见明显异常，口服西药亦未见好转。迁延至当年秋，因劳役及食冷物复发，经人介绍求常发祥老师诊治。症见：腹痛不止，冷汗自出，四肢厥冷，面色青黄且无光泽，心烦不得平卧，并见咳嗽、咽膈不利，药食不得入口。舌淡苔白，脉沉迟。诊为腹痛，寒积脾胃证。遂行上法治疗，嘱其禁食生冷黏冻。1次痛减，冷汗止，心中烦闷稍除。治疗5次后，心烦止，可正常进食，仍觉腹中冷痛。继行上法治疗，并嘱其口服附子理中丸，又5次而愈。随访半年未复发。

七、泄泻

【概述】

泄泻是指大便次数增多，粪质溏稀薄或完谷不化，甚至泻出如水样的一种病症。大便溏薄者为泄，大便如水样者为泻，临床一般统称为泄泻。夏秋两季较为多见。

现代医学中慢性肠炎、肠结核、肠易激综合征、吸收不良综合征等疾病出现泄泻的症状时，均可参照本节辨证治疗。

【病因病机】

泄泻的病因，有感受外邪、饮食所伤、情志不调、禀赋不足及久病脏腑虚弱等，主要病机是脾病湿盛，脾胃运化功能失调，肠道分清泌浊、传导功能失司。

【临床表现】

1. 急性泄泻

（1）湿邪侵袭证：发病急骤，大便稀薄或夹黏液，每日数次或者十余次，腹痛肠鸣，肢体酸痛，苔白腻或黄腻，脉濡或滑数。

（2）食滞胃肠证：有暴饮暴食或不洁的饮食史。发病突然，不思饮食，脘腹胀痛，腹痛肠鸣，泻下粪便臭如败卵，伴有不消化食物，泻后痛减，嗳腐吞酸，舌苔垢腻，脉濡或滑数。

2. 慢性泄泻

（1）脾胃虚弱证：大便时清时稀，迁延反复，完谷不化，稍食油腻或饮食稍多，则大便次数增多，食欲减退，食后脘闷不舒，舌淡苔白，脉缓弱或细弱。

（2）脾肾阳虚证：多发作于黎明之前，脐周作痛，肠鸣即泻，泻下完谷，泻后痛缓，并有腹部畏寒，腰酸肢冷，舌淡苔白，脉沉细或细弱。

（3）肝气乘脾证：每以精神因素、情绪波动而诱发。平时可有腹痛肠鸣，胸胁痞满，嗳气食少，腹痛即泻，泻后痛减，矢气频作，舌淡，苔薄，脉弦细。

【诊断要点】

以排便次数增多，每日三五次至十数次或更多，粪质稀溏，或如水注，或完谷不化，腹痛肠鸣为主症。多有暴饮暴食或误食不洁之物的病史。

【鉴别诊断】

1. 泄泻与痢疾　痢疾以腹痛，里急后重，便下赤白脓血为主症，而泄泻以大便次数增多，粪质稀薄，甚至泻出如水样为主症，其大便中无脓血，也无里急后重，腹痛也或有或无。

2. 泄泻与霍乱　霍乱是一种上吐下泻同时并作的病症，来势急骤，变化迅速，病情凶险。起病时先突然腹痛，继则吐泻交作，所吐之物均为未消化食物，气味酸腐热臭；所泻之物多为黄色粪水如米泔。常伴恶寒、发热，部分患者在吐泻之后，津液耗伤，迅速消瘦，或发生转筋，腹中绞痛。若吐泻剧烈，可致面色苍白、目眶凹陷、汗出肢冷等津竭阳衰之危候。

【治法】

急性泄泻治以止泻调理，综合治之；慢性泄泻治以温补扶正，健运肠腑。

【施术穴位及操作方法】

血海（拇指点法），二龙眼（拇指点法），腰穴（拇指点法），广盖（拇指点法）。

点穴术毕，施火功于神阙、二龙眼等穴以温补健运。

【方义】

本病重在火功。《难经》谓“湿多成五泄”。湿性黏腻重浊，遇寒易形成寒湿型泄泻，遇热易形成湿热型泄泻。神阙位居腹部，火功能温而通之治疗寒湿型泄泻；血海为调气血之要穴，气血得以通畅，配合药酒火功以温阳散寒而止泻；二龙眼（拇指重点）虽居背部，但其关乎先天之肾，可温中补虚，功同神阙，尤适用于脾肾阳虚之五更泄泻；广盖位于头顶部，头为诸阳之会，点广盖可提气升阳，脾气清升泻则止。神阙穴位于脐中，范围局限、敏感，可使用小火，轻叩重捂，温之运之；二龙眼位于腰部，使用壮火，重叩重捂，以扶正固肾。

【注意事项】

（1）要养成饭前便后洗手的良好习惯。

（2）适当运动，增强体质；加强食品安全意识，慎食生冷之品。

（3）患病后要流质或半流质饮食，忌食辛辣刺激及肥甘厚味之品。

【典型病例】

刘某，女，42岁，2009年11月初诊。患者平素体弱畏寒，遇阴雨天气即感身体不适。夏季因贪食生冷而致腹痛腹泻，自诉服“泻立停”症状得以缓解。入秋后，因食黏滑之物而复发，经人介绍求常发祥老师诊治。症见：少气懒言，面色晦暗无光泽，四肢厥冷，自诉五更泄泻。舌淡苔白，脉沉迟。诊为泄泻，寒湿型。遂行上法治疗，嘱其禁食生冷黏滑酒烙。治疗1次后，症状即缓解大半，治疗3次后痊愈。随访半年未复发。

第三节　妇科病症

一、痛经

【概述】

妇女行经前后，或正值行经期间，小腹及腰部疼痛，甚至剧痛难忍，常可伴有面色苍白、头面冷汗淋漓、手足厥冷、泛恶呕吐等症，并伴随着月经周期发作，称为痛经，亦称经行腹痛。

【病因病机】

中医认为，病因多是由于受寒饮冷，坐卧湿地，寒湿伤于下焦，客于胞宫，经血被凝，运行不畅而作痛；或肝郁气滞，血行受阻，冲任不畅，瘀滞胞宫，不通则痛；或是体质虚弱，气虚不足，或肝肾亏虚，孕育过多，冲任受损，血海空虚，胞脉失养，故而作痛。

【临床表现】

1. 症状

主症：以经行腹痛，并伴随月经周期而发作为主要症状，严重疼痛可牵涉至腰骶、外阴、肛门等部位。

气血瘀滞：每于经前一两日或经期中出现小腹胀痛、拒按，经量少或经行不畅，经色紫暗有血块，血块排出时疼痛减轻，常伴胸胁、乳房胀痛不适，舌质暗或见瘀点，脉沉弦。

气血虚弱：经前或经期小腹部隐隐作痛，按之痛减，经色淡而清稀，或神疲乏力，面白无华，或纳少便溏，舌淡苔薄，脉虚细。

寒湿凝滞：经前数日或经期出现小腹冷痛，得热痛减，按之痛甚，经色暗黑有血块，或畏寒身痛，苔白腻，脉沉紧。

肝肾虚损：经后一两日内出现小腹部绵绵作痛，腰部酸胀，经血暗淡、量少而稀薄，或伴有耳鸣、头晕、眼花，或腰骶酸痛，小腹空坠不温，或潮热颧红，舌淡，苔薄白或薄黄，脉沉细。

2. 体征

（1）经前、经后或经时小腹疼痛，患者呈痛苦状，甚至捂腹而卧，或冷汗淋漓，四肢厥冷，或晕厥。

（2）腹部检查无肌紧张和反跳痛。

（3）盆腔生殖器一般无异常病变，偶见子宫发育不良、宫颈口狭小、宫颈管狭小或子宫过度倾曲。

3. 理化检查

（1）基础体温测定：呈双向曲线。

（2）盆腔血流图检查：显示盆腔血流不畅。

（3）B 超检查：无异常，多数盆腔检查不满意或未婚女子可采取此法。

【诊断要点】

本病根据病史、症状，结合查体，排除盆腔病变的存在，即可做出诊断。

【鉴别诊断】

1. 子宫内膜异位症　痛经虽随月经周期而发，经净症状逐渐消失，但呈进行性加重，多发生在 30 ~ 40 岁的妇女。妇科检查子宫多为后位，可于直肠子宫陷凹及子宫骶骨韧带处扪及单个或多个触痛性硬结或包块，月经期其结节稍增大。腹腔镜检查或直接活体组织检查能得以证实。

2. 慢性盆腔炎　平素腰骶部及小腹坠痛，劳累后加重。白带量多，有异味，月经提前，量多，甚至经期延长，妇科检查有慢性盆腔炎的体征。

3. 子宫肌瘤　以月经改变及子宫增大为主要症状，如月经周期缩短，经量增多，经期延长，甚或持续性不规则流血，下腹坠胀，腰背酸痛，白带多，以及因压迫邻近器官可出现尿频、尿急、便秘、里急后重、肾盂积水等，严重时合并不孕、贫血。妇科检查、超声检查可发现子宫肌瘤体征。

4. 子宫内膜结核　曾有结核病史，有低热、盗汗、乏力、食欲减退等症状，有慢性盆腔炎史且久治不愈，或有不孕、月经稀少和闭经。实验室检查可见淋巴细胞增多，血沉加快。子宫内膜检查有典型结核结节。

5. 其他　生殖器发育异常，子宫过度倾曲，宫颈管狭窄、粘连等，经妇科检查均可确诊。

【治法】

通调气血，化瘀止痛。

【施术穴位及操作方法】

主穴：阴户血（拇指点、拨法）、血海（拇指点、拨法），配合少腹部药酒火功（壮火，重叩重捂，常规或大酒量药酒。共需 2 块纱布，40 ~ 70 次）。

辅穴：千斤塔（拇指、食指、中指提弹法）、腰穴（拇指点法）、二龙眼（拇指点法）、还阳锁（掌推法）。

【方义】

阴户血（轻点轻拨）、血海（轻点轻拨）可通经活血，临床上常根据辨证分型具体配伍治疗。气血瘀滞者以小腹胀痛拒按为主时，重点在腹部疼痛区域药酒火功（少火，轻叩重捂）；气血虚弱者以小腹隐隐作痛、面色少华为主时可弹千斤塔（轻提轻弹）、掌根推还阳锁以达提气升阳、镇静止痛作用；寒湿凝滞者以冷痛、畏寒、得热痛减为主时，以药酒火功温经活血，配合禅指揉药化湿行气止痛，两者相得益彰，减轻痛楚；肝肾亏虚者以小腹疼痛绵绵不休、腰部酸痛为主时，可配合腰穴（拇指重点）、二龙眼（拇指重点）操作手法以补益肝肾，并可配合药酒火功达暖宫止痛之效。

【注意事项】

（1）经期注意保暖，避免寒冷，注意经期卫生。

（2）适当休息，不要过度疲劳。

（3）情绪安宁，避免暴怒、忧郁。

【典型病例】

案1 患者，女，16岁，2012年8月7日于我科就诊。主诉：经期腹痛难忍半天。患者就诊时由两名同学搀扶，自诉正值月经期，少腹部疼痛难忍，经行不畅，经期腹痛约有3年。查体：患者少腹部疼痛拒按，腹部检查无肌紧张和反跳痛。诊断：经行腹痛。用上述方法治疗1次后疼痛立减。

案2 患者，女，16岁，2007年5月就诊于我科门诊。主诉：经期腹痛3年，加重2天。现病史：3年前月经初潮开始，每次月经来潮均小腹疼痛，持续2～3天，曾服用中西药治疗均效果欠佳，2天前月经至，小腹冷痛，经量少而色深红，经期延后，喜温怕冷，手足不温，时有头晕，舌淡红，苔薄白，脉沉。查体：腹部无压痛、反跳痛，腹部无肌紧张。辨为痛经（寒凝气虚证）。用上述方法治疗1次后疼痛立减。1个月后又来复诊，痛经较前明显减轻，又用上述方法治疗1次，连续治疗3个周期，痊愈。半年后随诊未再出现痛经。

二、乳癖

【概述】

乳癖是以乳房有形状大小不一的肿块、乳房疼痛、与月经周期相关为主要表现的乳腺组织的良性增生性疾病。《疡科心得集·辨乳癖乳痰乳岩论》云："有乳中结核，形如丸卵，不疼痛，不发寒热，皮色不变，其核随喜怒消长，此名乳癖。"本病好发于30～50岁妇女，约占全部乳腺疾病的75%，是临床上最常见的乳房疾病。本病有一定的癌变危险，相当于西医的乳腺囊性增生病。

【病因病机】

情志不遂或受到精神刺激，导致肝气郁结，气机阻滞，思虑伤脾，脾失健运，痰浊内生，肝郁痰凝，气血瘀滞，阻于乳络而发；或因冲任失调，上则乳房痰浊凝结而发病，下则经水逆乱而月经失调。

【临床表现】

1. 症状　以一侧或双侧乳房出现单个或多个大小不一、形态不等的肿块，胀痛或压痛，表面光滑，边界清楚，推之可动，增长缓慢，质地坚韧或呈囊性感等为主要表现。

2. 体征

（1）乳房肿块：肿块可发于单侧或双侧乳房内，单个或多个，好发于乳房外上象限，亦可见于其他象限。肿块形状有片状、结节状、条索状、颗粒状等，其中以片块状较为多见。质地中等或稍硬，活动好，与周围组织无粘连，常有触痛。

（2）乳头溢液：少数患者可出现自发性乳头溢液，为草黄色或棕色浆液性液体。

（3）月经失调：本病患者可兼见月经前后不定期，量少或色淡，可伴痛经。

（4）情志改变：患者常情志不畅或心烦易怒，每遇生气、精神紧张或劳累后加重。

【检查】

B超可显示乳腺增生部位不均匀的高回声区，以及无回声的囊肿。X线造影示各级乳管失去正常树枝样结构，管网大小不均、紊乱和异位，大乳管有囊状扩张，但无充盈缺损。乳头溢液者取分泌物做涂片检查，可帮助排除癌变的可能。对疑为癌变的肿块应取活体组织做病理切片检查。

【诊断要点】

多见于青中年妇女，常伴有月经失调、流产史。常同时或相继在两侧乳房内发现多个大小不一的肿块，其形态不规则，或圆或扁，质韧，分散于整个乳房，或局限在乳房的一处。

肿块与周围组织分界清晰，与皮肤和胸肌筋膜无粘连，推之移动，腋下淋巴结不肿大。常感乳房胀痛，在月经前 3 ~ 4 天更甚，经后痛减或消失。有时乳头溢出黄绿色、棕色或血性液体。本病病程较长，长达数年，肿块的生长和发展多为间歇性，常在经前加剧，也可出现一段较长时间的缓解。

【鉴别诊断】

1. 乳核　多见于青年妇女，肿块表面光滑，边缘清楚，质地坚韧，活动度好，常发生于单侧乳房，一般无胀痛感觉。

2. 乳岩　多发生于 40 ~ 60 岁中老年妇女，病程较短，起病快，肿块质地坚硬如石，表面凹凸不平，边缘不清，活动度差，早期无压痛和自觉痛。主要靠做活体组织病理切片进行鉴别。

【治法】

疏肝解郁，散结止痛。

【施术穴位及操作方法】

主穴：千斤塔（拇指、食指、中指提弹法），前腕（拇指、食指、中指提弹法），极泉（传统针灸穴位。拇指轻点轻拨法，拨动的同时指下可感受到穴下大筋的弹动，不可回手。若操作得体，患者往往可有电击样麻木感，沿手少阴心经循行路线放射至指尖）。

将患处及肿块处火功（壮火，轻叩重捂，常规酒量），按照顺时针或逆时针方向叩火，同一部位连续叩 2 ~ 3 次后再叩下一个部位，乳腺病变处可多次叩火，以患者舒适度为准。治疗一侧乳腺共需要 1 ~ 2 块纱布，25 ~ 50 次。腋下淋巴结部位也要进行火功，需叩火 10 ~ 20 次。

【方义】

弹千斤塔（轻提轻弹）提纲挈领，促进气血运行；弹前腕（轻提轻弹）散结止痛，同时此穴可配合点拨极泉穴以宽胸理气，疏通局部气血，使通则不痛。基础手法操作之后，可配合乳房部火功治疗，以散结消瘀，缓解疼痛。

【注意事项】

（1）调整生活节奏，减轻压力，改善心态。

（2）注意饮食，不喝酒、不吸烟，多运动。

（3）注意乳房部的外伤。

（4）注意休息，不熬夜。

【典型病例】

案1 患者，女，42岁，2011年9月7日于我科就诊。主诉：乳房胀痛半年，加重1周。患者自诉右侧乳房外侧胀痛，触之有肿块，近期因家庭琐事，烦躁气郁，患侧乳房胀痛加重，月经经期腹胀痛，有血块，量少。查体：右侧乳房外上象限触之有桃核样大小的肿块，活动度良好，边界清楚，质地坚硬，触之略痛。B超检查显示乳腺增生部位有不均匀的高回声区，以及无回声的囊肿。诊断：乳腺增生。用上述方法治疗10次后症状减轻，随访3个月未见加重。

案2 患者，女，32岁，2012年10月21日于我科就诊。主诉：双侧乳房肿块疼痛8年，加重1天。现病史：8年前因乳房胀痛，遂至某医院行彩超检查，彩超显示双侧乳腺增生，每因情绪异常及经期加重，曾服用中西药治疗，效果不佳，1天前因情绪激动使上述症状加重，双侧乳房刺痛，疼痛难忍，今来我院治疗。查体：双侧乳房触之有肿块，疼痛拒按，舌质暗红夹瘀紫，舌苔薄黄，脉沉涩，辨为乳癖（气郁瘀热证）。用上述方法治疗5次后，疼痛明显减轻，又连续治疗5次，疼痛消失，触诊无肿块。为巩固治疗，又连续治疗10次，复查彩超：双侧乳腺无异常。半年后随诊，以上症状未再出现。

三、乳痈

【概述】

乳痈是发生于乳房部的急性化脓性疾病。其临床特点为：乳房部结块、肿胀疼痛，伴有全身发热，溃后脓出稠厚。常发生于哺乳期妇女，尤以尚未满月的初产妇多见。《诸病源候论·妒乳候》云：“此由新产后，儿未能饮之，及饮不泄，或断儿乳，捻其乳汁不尽，皆令乳汁蓄积，与气血相搏，即壮热大渴引饮，牢强掣痛，手不得近也……”根据发病时期的不同，又有几种名称：发生于哺乳期者，称外吹乳痈；发生于怀孕期者，名内吹乳痈；在非哺乳期和非怀孕期发生者，名非哺乳期乳痈。本病相当于西医的急性乳腺炎。

【病因病机】

1. 肝郁气滞　乳头属足厥阴肝经，肝主疏泄，能调节乳汁的分泌。若情志内伤，肝气不舒，厥阴之气失于疏泄，使乳汁发生壅滞而结块，郁久化热，热胜肉腐则成脓。

2. 胃热壅滞　乳房属足阳明胃经，乳汁为气血所生化，产后恣食肥甘厚味而致阳明积热，胃热壅盛，导致气血凝滞，乳络阻塞而发生痈肿。

3. 乳汁瘀滞　乳头破损或凹陷，影响哺乳，致乳汁排出不畅，或乳汁多而婴儿不能吸空，造成余乳积存，致使乳络闭阻，乳汁瘀滞，日久败乳蓄积，化热而成痈肿。

【临床表现】

1. 症状　以乳房结块、红肿疼痛、乳汁排泄不畅为主要表现。

2. 体征　皮色红赤，结块或有或无，若数日后见肿块增大，红肿疼痛，发热持续不退，硬块中间渐软，按之有波动感，是已到脓熟阶段，经数日后即破溃而出稠脓，脓排尽后体温恢复正常，肿痛渐消，逐渐愈合。

【检查】

血常规检查：白细胞总数高于 10×10^9/L，中性粒细胞高于 75%。

【诊断要点】

本病多发于产后尚未满月的哺乳期妇女，尤以乳头破裂或乳汁郁滞者多见。

郁乳期：患者感觉患侧乳房肿胀疼痛，并出现硬块（或无硬块），多在乳房外下象限，乳汁排出不畅；同时伴有发热、寒战、头痛骨楚、食欲减退等全身症状。经治疗后，若 2～3 天内寒热消退、肿消痛减，病将痊愈。

成脓期：上述症状加重，硬块逐渐增大，继而皮肤发红灼热，疼痛呈搏动性，有压痛，患侧腋窝淋巴结肿大，并有高热不退，此为化脓的征象。若硬块中央渐软，按之有波动感者，表明脓肿已熟。但深部脓肿波动感不明显，需进行穿刺才能确定。

溃脓期：自然破溃或切开排脓后，一般肿消痛减，寒热渐退，逐渐向愈。若脓流不畅，肿热不消，疼痛不减，身热不退，可能形成袋脓，或脓液波及其他乳囊（腺叶），形成“传囊乳痈”，亦可形成败血症。若有乳汁从疮口溢出，久治不愈，则可形成乳漏。

【鉴别诊断】

1. 炎性乳癌　是一种少见的特殊类型的乳腺癌。多发生于年轻妇女，尤其是在妊娠或哺乳期。其皮肤颜色为一种特殊的暗红或紫红色，毛孔深陷呈橘皮样或猪皮样改变，局部肿胀有轻触痛，但患侧乳房多无明显肿块可触及，患侧腋窝常出现转移性肿大淋巴结，但全身的炎性反应较轻微。针吸细胞学病理检查可查到癌细胞。

2. 浆细胞性乳腺炎　多发于非哺乳期妇女，哺乳期也可发生。其肿块发于乳晕部，多伴乳头凹陷内缩，乳晕皮肤红肿，有瘙痒感或烧灼感，后期转为疼痛。乳头溢出红棕色、绿色或黑色液体，乳晕下区可扪及边缘不清的软结节，偶为硬结节。

【治法】

疏肝清热，通乳消肿。

【施术穴位及操作方法】

千斤塔（拇指、食指、中指提弹法）、前腕（拇指、食指、中指提弹法）、极泉穴（拇指轻点轻拨法），乳房部火功（壮火，轻叩重捂，常规酒量。按照顺时针或逆时针方向叩火，同一部位连续叩 2 ~ 3 次后再叩下一个部位，乳腺病变处可多次叩火，以患者舒适度为准。治疗一侧乳腺共需要 1 ~ 2 块纱布，25 ~ 50 次。腋下淋巴结部位也要进行火功，需叩火 10 ~ 20 次）。

【方义】

本病在患侧乳房局部操作为主。先点穴、再火功。

弹千斤塔（轻提轻弹）以提气，促进气血运行；弹前腕（轻提轻弹）、点拨极泉（传统针灸穴位。拇指轻点轻拨法，拨动的同时指下可感受到穴下大筋的弹动，不可回手。若操作得体，患者往往可有电击样麻木感，沿手少阴心经循行路线放射至指尖）以宽胸理气、散结止痛。

重点配合患侧乳房火功：郁乳期也就是未成脓期，主要以肿胀疼痛、硬块为主，常规治疗 1 ~ 3 次即可治愈，如果硬块过大，只需增加治疗次数即可，本期主要是瘀滞硬块，是最佳治疗阶段，也是最容易化瘀导滞治愈阶段；成脓期，脓肿渐熟，按之有波动感，一般火功 5 ~ 7 次，可以视患者体质增加次数；溃脓期，因乳痈溃破，形成“传囊乳痈”，最好在乳房肿块自然溃破或引流排脓后，于切口处直接药酒火功（少火，轻叩重捂）。溃脓后，一般 10 ~ 15 次痊愈。成脓期和溃脓期使用火功，主要是针对本病病机——乳房内瘀滞不通，所以火功的使用，贯穿整个病程流程。如果溃脓期再配合外用引流，效果更佳。

本病以局部火功为主，以常氏点穴在乳房外围，调气血，通瘀滞为辅，盖因乳痈大抵为各种原因所致乳腺堵塞不通致瘀，不通则痛。故在本病中，火功一来可活血化瘀、消肿散结；二来有祛瘀生新之功，妙在不留瘢，且有杀菌消毒之妙，是标本兼治而且可以痊愈的经典疗法。

【注意事项】

（1）妊娠5个月后，经常用温热水擦洗乳头；孕妇有乳头内陷者，应经常挤捏提拉矫正。

（2）应指导产妇合理哺乳，养成定时哺乳的习惯，保持乳汁排出通畅；乳汁过多时，可用吸乳器将乳汁吸尽排空，以防乳汁淤积。

（3）注意婴儿口腔清洁，不可让婴儿口含乳头睡觉。

（4）乳母应保持精神舒畅，避免情绪过度激动；断乳时应逐渐减少哺乳次数，然后再行断乳。

【典型病例】

案1 患者，女，28岁，2013年3月12日于我科就诊。主诉：左侧乳房红肿胀痛2天。现病史：患者产后4个月余，于2天前母乳喂养时，婴儿抬头碰撞导致左侧乳房外下象限疼痛，约3个小时后，碰撞部开始疼痛红肿。次日疼痛加剧，红肿明显，触之有肿块，出乳困难，因考虑母乳喂养，患者未服药物，患乳用毛巾热敷，收效甚微。2天后来我院治疗，查体：左侧乳房外下象限红肿，疼痛难忍，触之有肿块，体温37.1 ℃。中医诊断：乳痈（初期）。用上述方法治疗2次后症状减轻，随访3个月未见加重。

案2 患者，女，30岁，2008年7月13日于我科就诊。主诉：右侧乳房结块、肿胀疼痛7天，加重1天。现病史：患者产后3个月，7天前自觉右侧乳房有结块，喂奶时胀痛，自行排乳并用热毛巾敷患处，稍有好转，但仍有结块，乳房胀痛时有反复。1天前上述症状加重，右侧乳房皮肤发红灼热，压痛明显，呈跳痛，并伴有发热，体温39.7 ℃，全身乏力，食欲减退，今来我院治疗，查体：右侧乳房红肿疼痛，触之有肿块并有波动感，体温39.7 ℃。辨为乳痈（成脓期）。用上述方法治疗3次后，乳房皮肤发红灼热感消失，体温恢复正常，又连续治疗2次，疼痛感渐减轻，但仍有结块，又连续治疗8次，结块消失，患者感觉浑身轻松，食欲正常。

为巩固治疗，又连续治疗 10 次。随访 3 个月，未再复发。

第四节　儿科病症

一、外感发热

【概述】

小儿外感发热指儿童感受外邪引发的一种常见的外感疾病。临床以发热、恶风寒、鼻塞、打喷嚏、咳嗽、头痛、全身酸痛为主要症状。

本病在儿科临床急性传染性疾病中占首要地位，是小儿时期的常见病和多发病，婴幼儿期尤其多见。小儿外感发热属中医“感冒”范畴，西医的“急性上呼吸道感染”是小儿时期最常见的呼吸系统疾病，也是儿科常见急症之一。

本病因患儿年龄小，体温调节中枢功能不完善，发热与病情轻重有时不一定相符，外感亦可出现持续高热或超高热，家长往往过度紧张，造成抗生素滥用，且小儿各系统发育不完善，很多退热药易对小儿造成不良反应，因此及时而有效地退热显得尤为重要。

针对本病，常发祥老师在传统小儿捏脊、点穴疗法的基础上，结合儿科临床特点不断总结完善，另辟蹊径，总结出一套以常氏点穴疗法为主、传统小儿推拿捏脊为辅的独门治法。具有取穴少、操作简便、患儿易接受、疗效确切的特点，经临床验证取得了很好的疗效。

【病因病机】

外感发热是小儿常见病，是指小儿感受风寒、风热等外感邪气，导致外邪束肺，气机郁滞而引起的发热，可发于四季，属中医“感冒”范畴。小儿形体脏腑娇嫩，形气未充，为稚阴稚阳之体，易虚易实易寒易热，发病容易，传变迅速。小儿外感发热病因较为复杂，但不外内因、外因两端。常发祥老师指出饮食劳倦、气血虚弱是小儿外感发热主要的内在原因，而在内因中特别重视“郁滞”，认为外感之邪、脾胃虚弱、饮食劳倦可郁遏卫阳、郁闭中气、阻止中焦，郁闭不通是发热的主要病机。另一方面，小儿形体脏腑娇嫩，卫外乏力，不能很好地适应外界环境，感邪后易从火化而发热，以表证、热证、实证最为常见，养护失宜、脏腑功能失调、食积化热、热结肠壅、湿热痹阻、瘀血阻络、营卫失谐等因素，均可导致小儿发热迁延不愈。

【临床表现】

体温异常升高（发热诊断标准参照西医《实用儿科学》，分度为：低热：体温< 38 ℃；中度发热：体温在 38 ~ 38.9 ℃；高热：体温在 39 ~ 41 ℃；超高热：体温> 41 ℃；肛温达 37.5 ℃以上）是本病的主要特征。患儿可出现烦躁不安，呼吸急促，鼻翼扇动，惊跳抽搐或精神萎靡，神昏谵语，疲乏无力，不思饮食等。

根据中医辨证，可分为外感发热、肺胃实热和阴虚内热。

1. 外感发热　外感风寒者，可有发热恶寒，头痛无汗，鼻塞、鼻流清涕，口不渴，咳嗽、痰清稀，苔薄白，脉浮，指纹鲜红。外感风热者，可有发热，微汗出，头痛，鼻塞、鼻流浊涕，咳嗽、痰黄稠，咽痛口干，舌质红、苔薄黄，脉浮数，指纹红紫色。

2. 肺胃实热　发热较高，面赤唇红，口鼻干燥，渴而引饮，气息喘急，不思饮食，大便秘结，小便短赤，舌质红、苔黄燥，脉数而实，指纹深紫。

3. 阴虚内热　以午后潮热或低热为主，形瘦体弱，自汗盗汗，五心烦热，口唇干燥，食欲减退，舌红苔剥，脉细数，指纹淡紫。

【诊断要点】

（1）体温升高，口腔温度在 37.3 ℃以上，或腋下温度在 38 ℃以上，直肠温度在 37.5 ℃以上，并持续数小时以上不退者，或体温下降后，又逐渐升高，或伴有恶寒、寒战、口渴喜饮、舌红苔黄、脉数等症。

（2）起病急，一般在 3 天之内。病程较短，约 2 周。

（3）具有相关脏腑为热所扰的功能紊乱症状，如咳嗽、胸痛、喘息、泄泻等症。

（4）具有感受外邪、疫毒史，或有不洁饮食史、输血传染史等。

（5）具有感染性疾病的有关实验室检查依据，如血常规中白细胞及中性粒细胞升高，血沉增加，尿中有脓细胞，大便中有脓细胞、吞噬细胞，血、尿、骨髓细菌培养阳性；X 线检查肺部有炎性改变；B 超检查胆囊体积缩小，收缩及排泄功能差等炎性改变等。

【鉴别诊断】

1. 麻疹　发热，咳嗽，鼻塞流涕，泪水汪汪，畏光羞明，口腔两颊近臼齿处可见麻疹黏膜斑。按序布发皮疹，皮疹消退时皮肤有糠麸样脱屑和色素沉着斑。

2. 水痘　发热，皮肤分批出现皮疹，丘疹、疱疹、结痂同时存在，呈向心性分布，躯干部较密集，伴瘙痒感。

3. 流行性腮腺炎　初病可有发热、头痛、咽痛，腮腺肿大以耳垂为中心，触之疼痛，有弹性感，常为一侧先肿大，2 天后出现对侧肿大。腮腺管口可见红肿，或颌下腺肿大。

4. 流行性乙型脑炎　临床表现为高热、神昏、抽搐，传染性强，各年龄人群均可发病，10 岁以下儿童发病率最高，7、8、9 月多见，具有明显的季节性。

5. 出疹性传染病

（1）猩红热：周身皮疹，环唇色白无疹，杨梅舌等。

（2）手足口病：手、足、膝盖四周等处出现红色疱疹，口腔及咽峡部出现溃疡，患儿哭闹不止，拒绝进食。

（3）疱疹性咽峡炎：可见咽部充血，腭咽弓、悬雍垂、软腭等处有 2 ~ 4 mm 大小的疱疹。

【治法】

风寒发热，治以解表祛风寒；风热者，治以清热解表；肺胃实热，治以通腑泄热；阴虚内热治以滋阴清热。

【施术穴位及操作方法】

主穴：后风（拇指、食指、中指提弹法），千斤塔（拇指、食指、中指提弹法），太极血（拇指点、拨法）

加减：风寒者，再使指推法，以药酒为介质，从下到上，自二龙眼分推至太极血，往返操作 30 ~ 50 次；风热者，点摩雪花盘；肺胃实热者，点掐内外八卦，掐双手四缝穴，再以疏法疏理患儿胃部体表投影部位（贲门—胃小弯—胃大弯—幽门）50 ~ 100 次；阴虚内热者，以传统小儿推拿手法清天河水，点揉阴陵泉、三阴交，后以点穴手法点拨极泉穴；最后火灸背部（自雪花盘烧至二龙眼）。

【方义】

弹后风（轻提轻弹）以疏风解表，弹千斤塔（轻提轻弹）以提气、祛风活络，点拨太极血以调和气血、清心除烦。风寒者用指推意在通督脉、解表发汗，以散其邪气外出；风热点摩雪花盘以泄热；肺胃实热点掐内外八卦、四缝穴、疏理胃部以通腑泄热；阴虚内热清天河水，点揉阴陵泉、三阴交，点拨极泉穴以清心除烦、滋阴解表。

【注意事项】

（1）避风寒、慎起居。

（2）勤通风、多喝水、清淡饮食。

【典型病例】

案 1 陈某，男，2 岁 11 个月，2013 年 10 月 28 日初诊。家长诉患儿发热 1 天。1 天前患儿因气候变化感邪出现发热，体温 38.9 ℃，服用泰诺林后热退复升，予清开灵口服液，热势反复，体温最高 39.5 ℃。就诊时体温 39.0 ℃，伴鼻塞重，流黄涕，偶咳，打喷嚏，纳少，眠欠安，二便调，舌质红，苔薄黄，指纹浮紫。查体：精神不振，咽充血明显，双侧扁桃体不大，听诊双肺呼吸音粗，无啰音。血常规：白细胞及中性粒细胞无明显升高。CRP：＜1 mg/L。诊断为感冒，证属风热型。治则：解表邪，祛风热。治疗予提弹后风以疏风解表，提弹千斤塔以提气、祛风活络，点拨太极血以调和气血、清心除烦，以上三处各行 1 次治疗；轻点摩雪花盘 30 秒以泄热。以上操作每日 1 次，连续推拿 3 天。清开灵继用。第 2 天转为低热，体温 37.2 ～ 37.5 ℃，夜间体温降至正常，未再发热，鼻塞、流涕、咳嗽等症状消失，病愈。

案 2 施某，男，1 岁 5 个月，2009 年 3 月 9 日初诊。家长诉患儿发热 5 天，曾服用解表中药数剂，症状如故而来就诊。症见：口干舌燥，舌苔粗黄，面赤汗出，烦渴引饮，体温 39.4 ℃，脉象浮洪，指纹紫。查体：神情烦躁，哭闹，咽充血明显，双侧扁桃体Ⅱ度增大，听诊双肺呼吸音粗，无啰音。血常规：白细胞及中性粒细胞明显升高。诊断为感冒，证属肺胃实热。治疗予提弹后风以疏风解表，提弹千斤塔以提气、祛风活络，点拨太极血以调和气血、清心除烦，点掐内外八卦，掐双手四缝穴，再以疏法疏理患儿胃部体表投影部位（贲门—胃小弯—胃大弯—幽门）50 ~ 100 次以通腑泄热。治疗 1 次后，第 2 天体温降至 37.6 ℃，第 3 天体温降至正常，未再发热，口干舌燥，烦渴等症状消失，病愈。

二、小儿麻痹后遗症

【概述】

本病即现代医学之“脊髓灰质炎”的后遗症。现代医学认为，脊髓灰质炎是一种由嗜神经病毒感染引起的急性传染病，本症多见于小儿，出生后 6 个月至 3 岁的婴幼儿占 85% 左右。发病特点是发热后出现肢体迟缓性瘫痪，部分患者留下终身残疾。近年来由于脊髓灰质炎疫苗的出现及应用，脊髓灰质炎的发生率已急剧下降，新发患者已属罕见，但个别地区仍存在大量后遗症残疾患者。所谓脊髓灰质炎的后遗症期，即可能恢复功能的神经细胞已经恢复，遭到破坏死亡的神经细胞已吸收，且被胶质所替代，这些细胞支配的肌肉当然也不再恢复功能，因此发病 2 年后，患者能恢复的肌肉功能一般都已恢复，不能恢复的肌肉也已无法恢复。由于肌肉瘫痪后肌力失去平衡，软组织挛缩，骨与关节负重不正常，畸形会日趋明显、加重，骨与关节畸形出现，肢体功能逐渐减退，患肢的生长发育也迟缓，短缩畸形也会不同程度地出现。本病应及早治疗，一般在热退后有隔离的条件下或病患后 4 ~ 6 周无传染的情况下进行。

【病因病机】

中医认为本病的主要病因病机是外感风、热、暑、湿时邪，闭阻经脉，气血运行不畅，或邪热灼津耗液，筋脉肌肉失于濡养，发为本病。风湿热疫邪由口鼻而入，初起病在肺胃，既见肺卫表证，又见气分热证，如发热有汗、头身疼痛、咳嗽流涕、恶心呕吐、腹泻腹痛等症，若机体抗邪有力，则邪去热解，不再深入。若病邪不解，则蕴遏肺胃，肺主气而朝百脉，胃主宗筋而外合四肢肌肉，风湿热之邪自肺胃而流注经络，痹阻筋脉，因而发热再起，并见肢体疼痛，进而气血受阻，筋脉失养而肢体废而不用，形成瘫痪。日久，精血亏虚，肢体更失濡养，肌肉筋脉萎缩，弛缓不用，造成后遗症。病位以脾胃为中心，风湿热而为患。在初期若未从外解，则蕴遏于里，并流注经络，痹阻筋脉，导致肢体瘫痪。在此期间，经脉气血受阻，阴津灼伤，由脾胃而及肝肾，患肢筋骨肌肉失养，进而萎缩畸形。《素问·生气通天论》曰："湿热不攘，大筋软短，小筋弛长，软短为拘，弛长为痿。"后期出现肢体麻痹、肌肉萎缩、瘫痪等症，属于"痿证""痪躄"范畴。病属风湿热疫毒，耗伤肺津，郁阻经络，宗筋失养，以致肝肾受损。

【临床表现】

小儿麻痹后遗症在瘫痪以前，先有发热，食欲减退，或伴有咳嗽、呕吐、腹泻、咽红等全身不适症状。热退之后，再度发热，并出现烦躁不安，易出冷汗，肢体疼痛，软如面条，肌肉萎缩，并出现以下三点：

（1）肌肉功能的不平衡：如马蹄内翻足畸形、高弓足等。

（2）肌肉、筋膜的变性挛缩：如髋屈曲外展外旋畸形、脊柱侧凸，以及膝屈、反屈、外翻、内翻等。

（3）骨骼发育畸形、缩短畸形、肌肉失用性萎缩等。

【诊断要点】

（1）有急性小儿麻痹症病史。

（2）年龄多发于6个月至3岁婴幼儿。

（3）程度先重后轻。

（4）仅运动功能丧失，感觉及大小便功能均正常。

（5）麻痹多数不对称，呈节段性、非集群性，股四头肌受累最多。小儿麻痹后遗症的症状和病程分为3期。

1）急性期：自感染开始到肢体瘫痪，历经潜伏期，为全身反应期，有短期发热，出现类似感冒症状，2～5天体温恢复正常，突然出现肢体瘫痪。

2）恢复期：全身症状消失，肢体瘫痪程度逐渐减轻。

3）后遗症期：相应神经支配的肌肉麻痹，可因姿势、负重等不平衡，出现各种畸形及功能障碍。X线片显示畸形所见。

【鉴别诊断】

（1）小儿麻痹症瘫痪：多为迟缓性，分布不规则，不对称，一般无意识障碍。

（2）大脑性瘫痪：多为痉挛性，以一侧上下肢为多见，常有意识障碍。

（3）产瘫：以一侧上肢为多见，瘫痪在出生后即发生，无发热等前期症状。

【治法】

1. 扶正健脾　常发祥老师认为小儿麻痹后遗症属正虚，治以扶正为主，宜益气养血，补益肝肾，柔筋活络。盖因小儿生理上可归为“稚阴稚阳”及“纯阳”（清代吴鞠通提出“稚阳未充，稚阴未长”）。小儿五脏六腑都是娇柔嫩弱，腠理疏松，脾胃较弱，筋骨不坚，不慎感邪，痹阻阳明经络，致宗筋失养。小儿生长过程中，表现为生机旺盛，好比旭日之初升，草木之方萌，感邪后阳明经络不利，脾肾不足，更不能适应小儿生长发育迅速的特点。明代医家万全提出："五脏之中肝有余，脾常不足，肾常虚。"小儿脾肾不足，加之患病，水谷之气化生乏源，精气不充，何谈正常的生长发育，故当以补益脾胃为主。

2. 强筋健骨 《素问·生气通天论》曰："湿热不攘，大筋软短，小筋弛长，软短为拘，弛长为痿。"由此可见，本病出现肢体麻痹、肌肉萎缩、瘫痪等症，属于中医"痿证""瘓躄"范畴，属风湿热疫毒，耗伤肺津，郁阻经络，宗筋失养，以致肝肾受损。而肝肾不足，造成肝所主之筋和肾所主之骨皆失养，出现筋骨同病，则肾精肝血一荣俱荣，一损俱损。同时，肝主筋，肝血不足，筋则失养，导致肢体屈伸不利、筋肉萎缩等；而筋病必致无力束骨，筋骨失衡，骨病遂生；肾主骨，肾精不足骨骼失养，可致小儿骨软无力、囟门迟闭、骨骼发育不良、肢体畸形。由此可以看出，在本病中，"筋"与"经络""肝肾"的层次递进关系。因此，本病手法调筋骨即调肝肾。

3. 温阳通络 常发祥老师认为对本病而言，以常氏点穴手法配合火灸督脉，不仅能活血通脉，更具有加强督脉、调理脾胃功能、促进免疫的作用。《素问·皮部论》："凡十二经络脉者，皮之部也。"意思是说十二经脉和络脉在体表的分布范围就是十二皮部，全身的经脉网络正是通过皮部→络脉→经脉，而达到"内舍于脏腑，外络于肢节"的相互联系，且皮部分布广泛，络脉次之，经脉最少，故发祥老师使用药酒火灸皮部，传之络脉，调动经脉，从而达到内病外治的作用。《素问·皮部论》："皮者，脉之部也。邪客于皮则腠理开，开则邪入客于络脉，络脉满则注于经脉，经脉满则入舍于腑藏也。"发祥老师之所以使用药酒火功正是因为皮部是人体最暴露于外的部分，百病之生是由最外的皮毛逐渐内客于脏腑的，皮部功能正常与否，直接关系到人体的健康。皮部依赖人体"正气"即"卫气"的功能，体表属阳，通过火灸体表，振奋阳气，顾护卫气，加之使用点穴疗法能够大大提高患儿抵抗病邪的能力，以达到驱邪外出的作用。由于皮部具有属脏腑、通络脉、调卫气、固体表、密腠理的生理功能属性，“十二皮部”又是经脉的皮肤分区，所以皮部与腧穴一样，通过使用药酒火功从而刺激与激发经络、脏腑的功能活动，使气血运行畅通无阻，达到治病防病的作用。

另，督脉为“阳脉之海”“总督诸阳”，太阳经“多血少气”，督脉及太阳经在背部五线平行走行，“背为阳”，故以常氏点穴诸法操作背部可调节督脉，补充太阳经不足之阳气（《难经》比拟十二经与奇经的关系有如“沟渠”与“深湖”，后者能调节前者的水位涨落，因而奇经能调整十二经气血的盛衰）。通过补充背部之阳气，可使全身阳气充足，“阳主动”“阳主生长”从而促进患儿肢体功能的恢复。同时，点穴、火灸更能刺激脊神经根，加强肢体运动功能恢复的作用。

故，本病治当扶正健脾、强筋健骨、温阳通络。

【施术穴位及操作方法】

主穴：雪花盘（拇指点法），千斤塔（拇指、食指、中指提弹法），太极血（拇指点拨法），腰穴（拇指点拨法），二龙眼（拇指点法）。

加减：

上肢——塔埃（拇指点法），活节（拇指点、拨法），官中（拇指点、拨法），寒闸（拇指点法）。

下肢——魁星（拇指、食指、中指提弹法），前带（拇指点法），内鸡（拇指点法），热前（拇指点法），防道（拇指点、拨法），曲道（拇指点法）。

点穴术毕，再点掐内外八卦穴、十指肉与甲连接处，以疏法疏理患儿胃部体表投影部位（贲门—胃小弯—胃大弯—幽门）50 ~ 100 次，最后火灸背部（自雪花盘烧至二龙眼，壮火，重叩重捂）。

【方义】

雪花盘、千斤塔、太极血、腰穴、二龙眼诸穴合用，以激发一身气血，点筋骨、调肝肾；点上、下肢穴以松解局部粘连、滑利关节，改善肢节运动功能。点掐十指肉与甲连接处以刺激末梢神经、促进发育；点掐内外八卦穴、疏理胃部以调理脾胃，滋后天而养先天（延胃部体表投影部位贲门—胃小弯—胃大弯—幽门疏理 50 ~ 100 次）。最后火灸背部（自雪花盘烧至二龙眼），以温阳通络、调和气血、改善脏腑功能以及增强机体免疫力。

【注意事项】

（1）小儿麻痹后遗症的恢复较慢，需坚持长期治疗（10 次为一疗程），有的患者治疗达 1 ~ 2 年之久。对于点穴刺激无任何反应，经整个疗程又无改善者，效果不佳。

（2）患儿应积极配合康复治疗。

【典型病例】

案 1 李某，男，5 岁，1979 年 10 月初诊。家长诉患儿右侧肢体活动不利 1 年。患儿发病前 3 个月发热 5 天，其间体温最高达 38.5 ℃，腹泻、双下肢痿软无力，经抗病毒、激素等冲击治疗后体温恢复正常，肌力有所恢复，但遗留右下肢瘫，小腿肌肉萎缩。舌淡、苔薄白，脉细无力。诊断：脊髓灰质炎后遗症，内翻足（中型）。常发祥老师认为患儿大病初愈，证属脾肾不足，右下肢活动不能，为阳明经络不利，治以补益脾肾，疏利经络。点摩雪花盘（拇指点法），提弹千斤塔、太极血（拇指、食指、中指提弹法），点拨腰穴、二龙眼；提弹魁星、前带（拇指、食指、中指提弹法），点按内鸡、热前、曲道（拇指点法），弹拨防道（拇指点、拨法）。点穴术毕，再点掐内外八卦穴、十指肉与甲连接处，以疏法疏理患儿胃部体表投影部位（贲门—胃小弯—胃大弯—幽门）50 ~ 100 次，最后火灸背部（自雪花盘烧至二龙眼）。治疗 1 个月后右下肢可抬离床面，3 个月后基本可以下地行走，但行走不稳，后继续治疗 3 个月痊愈。

案 2 郑某，女，7 岁，1981 年 5 月 20 日初诊。主诉：下肢麻 9 天。病情由其母代诉，患儿于 1980 年 9 月 23 日发热 39. 5 ℃，流清涕、咳嗽，在某卫生室诊断为“感冒”，注射青霉素 、链霉素 2 天后病情好转。又于

9月27日发热，肌注“安痛定”后体温下降，第2天右腿不能活动，扶持下能勉强走动且步态不稳。后到市内某卫生院治疗3次，服用药品、药量不详；针灸2次，穴位不详；按摩2次，病情越来越重。后经市某医院诊为小儿麻痹，经介绍遂来常发祥老师处治疗。患儿不能行走，不会坐，烦躁不宁，不欲饮食，大便干，小便正常，睡眠好。体格检查：一般状态好，发育正常，神清，头颅无异常，智力正常，肺心（-），肝脾（-），右侧下肢呈弛张性麻痹不用，患肢感觉迟钝，皮温较健肢稍凉，体温36.5℃，脉象细数，舌质舌苔不合作未查。诊断：流行性脊髓前角灰白质炎后遗症，右下肢弛张性麻痹。治疗：点摩雪花盘（拇指点法），提弹千斤塔、太极血（拇指、食指、中指提弹法），点拨腰穴、二龙眼；提弹魁星、前带（拇指、食指、中指提弹法）；点按内鸡、热前、曲道（拇指点法），弹拨防道（拇指点、拨法）。点穴术毕，再点掐内外八卦穴、十指肉与甲连接处，以疏法疏理患儿胃部体表投影部位（贲门—胃小弯—胃大弯—幽门）50～100次，最后火灸背部（自雪花盘烧至二龙眼）。经过5天治疗，病情明显好转，但仍不能自行行走，经过全程2个月治疗后患儿完全恢复功能。

三、五迟、五软

【概述】

五迟是指立迟、行迟、语迟、发迟、齿迟；五软是指头项软、口软、手软、足软、肌肉软，均属于小儿生长发育障碍病症。西医上的脑发育不全、智力低下、脑性瘫痪、佝偻病等，均可见到五迟、五软证候。五迟以发育迟缓为特征，五软以痿软无力为主症，两者既可单独出现，也常互为并见。多数患儿由先天禀赋不足所致，病情较重，预后不良；少数由后天因素引起者，若症状较轻，治疗及时，也可康复。

古代医籍有关五迟、五软的记载颇多，早在《诸病源候论·小儿杂病诸候》中就记载有“齿不生候”“数岁不能行候”“头发不生候”“四五岁不能语候”。《小儿药证直诀·杂病证》云：“长大不行，行则脚细；齿久不生，生则不固；发久不生，生则不黑。”记载了五迟的某些典型症状。《张氏医通·婴儿门》指出其病因是“皆胎弱也，良由父母精血不足，肾气虚弱，不能荣养而然”。《活幼心书·五软》指出：“头项手足身软，是名五软。”并认为：“良由父精不足，母血素衰而得。”《保婴撮要·五软》指出：“五软者，头项、手、足、肉、口是也……皆因禀五脏之气虚弱，不能滋养充达。”有关其预后，《活幼心书·五软》明确指出：“苟或有生，譬诸阴地浅土之草，虽有发生而畅茂者少。又如培植树木，动摇其根而成者鲜矣。由是论之，婴孩怯弱不耐寒暑，纵使成人，亦多有疾。”

【病因病机】

五迟、五软的病因主要有先天禀赋不足，亦有属后天失于调养者。先天因素如父精不足，母血气虚，禀赋不足；或母孕时患病、药物受害等不利因素遗患胎儿，以致早产、难产，生子多弱，先天精气未充，髓脑未满，脏气虚弱，筋骨肌肉失养而成。后天因素如小儿生后，护理不当，或平素乳食不足，哺养失调，或体弱多病，或大病之后失于调养，以致脾胃亏损，气血虚弱，筋骨肌肉失于滋养所致。可总括为五脏不足，气血虚弱，精髓不充，导致生长发育障碍。

肾主骨，肝主筋，脾主肌肉，人能站立行走，需要筋骨肌肉协调运动。若肝肾脾不足，则筋骨肌肉失养，可出现立迟、行迟；头项软而无力，不能抬举；手软无力下垂，不能握举；足软无力，难以行走。齿为骨之余，若肾精不足，可见牙齿迟出。发为血之余、肾之苗，若肾气不充，血虚失养，可见发迟或发稀而枯。言为心声，脑为髓海，若心气不足，肾精不充，髓海不足，则见言语迟缓，智力不聪。脾开窍于口，又主肌肉，若脾气不足，则可见口软乏力，咬嚼困难；肌肉软弱，松弛无力。

【诊断要点】

（1）小儿 2 ~ 3 岁还不能站立、行走，为立迟、行迟；初生无发或少发，随年龄增长头发仍稀疏难长为发迟；牙齿届时未出或出之甚少为齿迟；1 ~ 2 岁还不会说话为语迟。

（2）小儿周岁前后头项软弱下垂为头项软；咀嚼无力，时流清涎为口软；手臂不能握举为手软；2 ~ 3 岁还不能站立、行走为足软；皮宽肌肉松软无力为肌肉软。

（3）五迟、五软之症不一定悉具，但见一二症者可分别做出诊断。还应根据小儿生长发育规律早期发现生长发育迟缓的变化。

（4）可有母亲孕期患病用药不当史；产伤、窒息、早产史；养育不当史；或有家族史，父母为近亲结婚者。

【治法】

五迟、五软属于虚弱证，以健脾补肾为本。根据证型不同，分别施以补肾养肝、健脾养心、强筋健骨。

【施术穴位及操作方法】

主穴：广盖（中指点法），千斤塔（拇指、食指、中指提弹法），太极血（拇指点、拨法），双风痹（拇指点法），腰穴（拇指点法），二龙眼（拇指点法）。

加减：项软加后风（拇指、食指、中指提弹法）；手软加前腕（拇指、食指、中指提弹法），后腕（拇指、食指、中指提弹法），塔埃（拇指点、拨法），活节（拇指点、拨法）；足软加金丝道（拇指点、拨法），会筋（拇指点、拨法），防道（拇指点、拨法），苦根（拇指点法）；口软加会中（拇指点法）；肉软加寒闸（拇指点法）。

以上术毕，再点掐内外八卦穴、十指肉与甲连接处；以疏法疏理患儿胃部体表投影部位（贲门—胃小弯—胃大弯—幽门）50 ~ 100 次；以药酒为介质，使指推法从下到上，自二龙眼分推至太极血，往返操作 30 ~ 50 次；最后火灸背部（自雪花盘烧至二龙眼）。

【方义】

点广盖以醒神开窍、提升中气；重弹千斤塔使纲举目张、总领诸筋；太极血、双风痹、腰穴、二龙眼诸穴合用以益气活血调心气、健脾补肾壮筋骨。余加减诸穴，或弹或点或拨以提气强筋，活血温阳通脉。

点掐十指肉与甲连接处以刺激末梢神经、促进发育；点掐内外八卦穴、疏理胃部以调理脾胃，滋后天而养先天；指推、火灸背部以温经通络、调整阴阳、促进气血运行、改善脏腑功能以及增强机体免疫力。

【预防与调摄】

1. 预防

（1）大力宣传优生优育知识，禁止近亲结婚。婚前进行健康检查，以避免发生遗传性疾病。

（2）孕妇注意养胎、护胎，加强营养，定期检查，不滥服药物。

（3）婴儿应合理喂养，注意防治各种急、慢性疾病。

2. 护理

（1）重视功能锻炼，加强智力训练教育。

（2）加强营养，科学调养。

【典型病例】

案 1 张某，男，2 岁 6 个月，1998 年 3 月初就诊。患儿 9 个月才会坐，至今不能行走，言语迟，下肢无力，头项痿软，时低头。舌质红，舌苔少，指纹淡。曾就诊于北京儿童医院，各项检查包括颅脑 CT、肌电图等未发现明显异常。患儿系第二胎第二产，足月剖宫产娩出，出生体重约 3 kg，生后无缺氧窒息病史。其兄长身体健康。患儿父母体健，母亲怀孕期间除纳食欠佳外，余无明显异常，无近亲婚配史及家族遗传病史。《医宗金鉴·幼科杂病心法要诀》：“小儿五迟之证，多因父母气血虚弱，先天有亏，致儿生下筋骨软弱，行步艰难，齿不速长，坐不能稳，要皆肾气不足之故。”治法：补肾温阳，益精填髓，健脾益气。遂行上法治疗，1 个月后，患儿能扶外物行走，话语增多，一次能讲 1～2 个字，遂继续治疗。经治 3 个月后，患儿精神大见好转，话语较前增多，出虚汗，扶外物行走较前好转。舌质红，舌苔少，指纹淡。体重 20 kg。1 年后，患儿双下肢有力，较前明显好转，话语发音清楚且连贯。舌质红，舌苔白，指纹淡。随访半年未复发。

案2 徐某，男，5岁9个月，1996年12月2日初诊。家长诉患儿运动功能障碍、智力发育迟缓5年余。患儿出生后运动发育一直落后，患儿至今会四点跪爬，不会直跪，不能独站、独行，膝关节屈曲，不能主动地进行伸直，患儿在扶行呈剪刀步态，双下肢肌力较为低下，而在踝关节、膝关节、髋关节的活动度比较差。同时患儿存在智力低下、语言表达能力较正常同龄儿童落后。在既往史方面，患儿系第一胎第一产，孕34周因“胎位不正”行剖宫产出生，出生体重仅2 000 g左右，生后有“重度窒息”史，并住郑州市某院治疗45天，其间查头颅CT示“侧脑室明显扩大”，于生后第40天行“侧脑室引流术”。辅助检查：头颅CT示双侧侧脑室明显扩张，以左枕角最为明显，呈囊状样改变，双侧顶枕叶脑组织明显受压、变薄，透明隔缺如，胼胝体发育不全；脑血流检查示左大脑中动脉阻力稍高，双大脑中动脉及基底动脉血流速度减慢。西医诊断：小儿脑性瘫痪（痉挛、截瘫型），小儿精神发育迟缓（轻度），脑积水。中医诊断：五迟、五软病。遂行上法治疗，3个月后，患儿已经可独站10分钟，跪行5米，独行50米。继续治疗半年后，患儿可稳定独自步行200米左右，交叉剪刀步态已消失。智力较前提高，性格较前开朗，能与人正常言语交流和唱歌。

四、小儿斜颈

【概述】

小儿肌性斜颈俗称“歪脖子”，是由一侧胸锁乳突肌痉挛造成的，常伴有大小不等的肿块，主要表现为患儿头向一侧倾斜，颈部活动受限。本病属中医“颈筋硬结”“筋伤”等范畴。其病因病机主要是由于孕妇失养，胎儿先天禀赋不足，或由于孕体失护，跌仆闪挫，致使胎儿颈部受损，血行不畅，瘀血阻滞，脉络不通，经筋结聚。

斜颈发生的说法很多，如产伤、胎位不正、胚胎期发育异常、遗传、类似腹外硬纤维瘤等，但多数倾向于创伤一说。患儿患侧胸锁乳突肌的前缘动脉管腔均有栓塞不通，而临床中所见患儿大多有胎位不正和产伤史。胎儿在子宫内头部向一侧倾斜或分娩时头位不正，可阻碍一侧胸锁乳突肌血运供应，而引起该肌缺血性病变；若分娩时胸锁乳突肌受产道挤压或用产钳助产，可使肌肉内血管中的血流有暂时停滞，引起片状血管栓塞。生后颈部凝血块使肌肉呈棱状肿块，由于血肿存在，可使患侧胸锁乳突肌有纤维细胞增生和肌纤维变性，最后变为结缔组织而成条索状挛缩变硬。病变部位血管较小。

患儿多数在产后可发现颈部有一肿块呈圆卵状、大小各异，其方向与胸锁乳突肌一致，按压肿块或头部运动牵扯时有疼痛。数月后有头面部畸形，如斜颈明显，颜面大小不对称，肿块多为条索状纤维代替，且质地较硬，变粗，压痛消失。晚期可伴有颈椎或上胸椎有固定性脊柱侧弯。

【病因病机】

本病大抵由于胎儿先天禀赋不足，或孕体失护，跌仆闪挫，致使胎儿颈部受损，血行不畅，瘀血阻滞，脉络不通，经筋结聚所致。

【临床表现及诊断要点】

1. 颈部歪斜　出生后 2 周左右出现颈部歪斜。颈部歪向患侧，面部向对侧旋转。

2. 胸锁乳突肌挛缩　患侧胸锁乳突肌上有一椭圆形的肿物或有条索，大小不等，小的约 1 cm × 2 cm 以下，稍大一些的约 2 cm × 2 cm，大的约 3 cm × 3 cm；位于肌肉层，质软，边界清，有一定的活动度。

3. 其他　随着时间的推移，可出现面部发育的不对称，颈椎发育的不对称，甚至发现智力发育障碍。

【鉴别诊断】

1. 先天性脊柱畸形　虽可有斜颈畸形，但无颈部肿块，颈椎正，侧位 X 线摄片可发现有半椎体、楔形椎或蝴蝶椎先天性脊柱畸形。

2. 代偿性头位（复视伴有头位置的异常）　代偿性头位与眼外肌麻痹

出现复视有直接关系。头的左倾和右倾与上直肌、下直肌、上斜肌、下斜肌有关。

【治法】

疏经通络，软筋散结。

【施术穴位及操作方法】

广盖（中指点法）、后风（拇指、食指、中指提弹法）、千斤塔（拇指点、拨法）、太极血（拇指点、拨法）。

点穴术毕，再使拇指疏法沿患侧胸锁乳突肌进行疏理，手法宜轻灵柔和。配合患侧筋节处揉药，以加强其舒经通络、软筋散结之效。

【方义】

轻点广盖，提升中气，调养后天以滋先天；轻弹后风以活血强筋；千斤塔位居项侧，为主要病变部位，点而拨之，配以疏法轻疏患侧胸锁乳突肌，疏通局部经络气血，软筋散结；点弹太极血以疏通上肢气血，使纲举目张；配合患侧筋节处揉药，以加强其舒经通络、软筋散结之效。

【注意事项】

（1）本病宜早发现、早治疗。

（2）平时要注意纠正患儿头部姿势，使其头向健侧侧屈，面向患侧旋转。

【典型病例】

案1 李某，男，2个月，1992年12月初诊。其母诉患儿出生后即发现其面部朝向左侧，头不能向右转动，向左旋转自如。查体：右侧胸锁乳突肌呈痉挛短缩状，在下1/3处，可扪及一梭形肿块，质较硬，边界清，无红肿热痛，诊断为小儿斜颈。遂行上法治疗。治疗5次后患儿头部可转向右侧，肌肉痉挛缓解，梭形肿块变软。继续治疗15次后患儿颈部活动完全自如。患儿至3月大时复诊，头可自行抬起，呈中立位，左右旋转自如，至今无头颈侧偏，活泼健康。

案2 魏某，男，出生31天，1998年5月6日就诊。其母诉患儿出生后半月发现右颈部有一肿块，头向右侧歪斜，遂往市儿童医院诊治，被诊为小儿肌性斜颈。患儿满月后经人介绍至常发祥老师处求治。查体：发育尚好，头颈略向右偏斜，右胸锁乳突肌中部可触及1.5 cm× 2.0 cm大小硬块，如软骨，诊为小儿斜颈。遂行上法治疗，治疗15次后诸症全消，病告痊愈。

五、遗尿

【概述】

遗尿是指3岁以上的小儿不能自主控制排尿，经常睡中小便自遗，醒后方觉的一种病症。婴幼儿时期，由于形体发育未全，脏腑娇嫩，“肾常虚”，智力未全，排尿的自控能力尚未形成；学龄儿童也常因白天游戏玩耍过度，夜晚熟睡不醒，偶然发生遗尿者，均非病态。

年龄超过3岁，特别是5岁以上的儿童，睡中经常遗尿，轻者数日一次，重者可一夜数次，则为病态，方称遗尿症。

本病发病男孩高于女孩，部分有明显的家族史。病程较长，或反复发作，重症病例白天睡眠也会发生遗尿，严重者产生自卑感，影响身心健康和生长发育。

遗尿的文献记载，最早见于《黄帝内经》，如《灵枢·九针》：“膀胱不约为遗溺。”明确指出遗尿是由于膀胱不能约束所致。《诸病源候论·小儿杂病诸候》亦云：“遗尿者，此由膀胱虚冷，不能约于水故也。”以后历代医家多有阐述。现代医学通过X线诊断，发现某些顽固性遗尿的患儿与隐性脊柱裂有关，这类患儿治疗困难。

【病因病机】

《素问·经脉别论》云：“饮入于胃，游溢精气，上输于脾，脾气散精，上归于肺，通调水道，下输膀胱。”说明了饮食入胃，经消化后，其中精微散布到脾，由脾上输于肺，通过肺的宣发肃降，使水道通畅，而体内多余的水分，则下输至膀胱成为尿，然后排出体外，这是水液代谢的过程。《素问·灵兰秘典论》云：“膀胱者，州都之官，津液藏焉，气化则能出矣。”又云：“三焦者，决渎之官，水道出焉。”且肾主水，与膀胱互为表里，膀胱的气化有赖于肾气充足温煦。由此可见，尿液的生成与排泄，与肺、脾、肾、三焦、膀胱有着密切关系。遗尿的发病机制虽主要在膀胱失于约束，然与肺、脾、肾功能失调，以及三焦气化失司都有关系。其主要病因为肾气不固、脾肺气虚、肝经湿热。

肾气不固是遗尿的主要病因，多由先天禀赋不足引起，如早产、双胎、胎怯等，使元气失充，肾阳不足，下元虚冷，不能温养膀胱，膀胱气化功能失调，闭藏失职，不能制约尿液，而为遗尿。

脾肺气虚素体虚弱，屡患咳喘泻利，或大病之后，脾肺俱虚。脾虚运化失职，不能转输精微，肺虚治节不行，通调水道失职，三焦气化失司，则膀胱失约，津液不藏，而成遗尿。若脾虚失养，心气不足，或痰浊内蕴，困蒙心神，亦可使小儿夜间困寐不醒而遗尿。

肝经湿热平素性情急躁，所欲不遂，肝经郁热，或肥胖痰湿之体，肝经湿热蕴结，疏泄失常，且肝之经络环阴器，肝失疏泄，影响三焦水道的正常通利，湿热迫注膀胱而致遗尿。

此外，亦有小儿自幼缺少教育，没有养成夜间主动起床排尿的习惯，任其自遗，久而久之，形成习惯性遗尿。

【临床表现】

小儿遗尿以原发性遗尿占大多数，其中尤以夜间遗尿最常见，以男孩多见；夜间遗尿者约有半数每晚尿床，甚至每晚遗尿 2 ~ 3 次，白天过度活动、兴奋、疲劳或躯体疾病后往往遗尿次数增多，日间遗尿较少见。遗尿患儿常常伴夜惊、梦游、多动或其他行为障碍。

【诊断要点】

（1）发病年龄在 3 周岁以上。

（2）睡眠较深，不易唤醒，每夜或隔天发生尿床，甚则每夜遗尿数次者。

（3）尿常规及尿培养无异常发现。

（4）X 线检查：部分患儿可发现隐性脊柱裂，或做泌尿道造影可见畸形。

【治法】

健脾益肺，补肾固精。

【施术穴位及操作方法】

前腕（拇指、食指、中指提弹法），血海（拇指、食指、中指提弹法），阴户血（拇指点法），太极血（拇指点拨法，重推起点），腰穴（拇指点法，重推止点）。

点完上述穴位，再以药酒为介质，使推法自太极血推至腰穴 30 ~ 50 次，以红润为度。最后使火功先烧小腹（少火，轻叩轻捂），再从太极血烧至腰穴（壮火，重叩轻捂）。

【方义】

因本病大抵病机根于膀胱气化失调，与肺、脾、肾三脏密切相关，故轻弹前腕以开合气机，轻点血海、阴户血以调肝益肾。重点太极血通调一身阴阳，重点腰穴以补肾壮阳。太极血、腰穴二穴位近于膀胱经上，使推法以药酒为介质沿太极血推至腰穴疏通膀胱经，辅以火功，由外而内，通调三焦而补益肝肾，遗尿自止。

【注意事项】

（1）应帮助患儿养成定时排尿的习惯及安排合理的作息时间，不使其过度疲劳。

（2）应及早治疗。

（3）夜间入睡后应定时叫其起床排尿。

【典型病例】

案1 张某，男，8岁，2009年4月就诊。家长诉患儿尿床已6年，每晚少则1次，多则2～3次，不分四季，白天小便亦多。X线检查提示腰骶部脊柱裂。既往内服中药、针刺、推拿以及单验方治疗，未见明显效果。症见：患儿面色㿠白，乏力消瘦，舌质淡，六脉具沉。诊为遗尿。遂行上法治疗，并嘱其家长，治疗期间每夜定时叫患儿起床上厕所。治疗10次后遗尿停止，随访半年未复发。

案2 卢某，女，5岁半，身材瘦小，2003年7月16日就诊。家长诉该患儿小便较频，夜晚尤甚，每晚2～3次，常遗尿在床，纳差，不思饮食，舌淡苔厚，脉沉略滑。诊断为遗尿，证属脾胃积滞，肾气未充。行上法治疗，治疗14次后未再遗尿，随访半年未复发。

六、积滞

【概述】

积滞是因小儿喂养不当，内伤乳食，停积胃肠，脾运失司所引起的一种小儿常见的脾胃病症。临床以不思乳食、腹胀嗳腐、大便酸臭或便秘为特征。积滞又称食积，与西医消化不良相近。本病一年四季皆可发生，夏秋季节，暑湿易于困遏脾气，发病率较高。小儿各年龄组皆可发病，但以婴幼儿多见。常在感冒、泄泻、疳证中合并出现。

【病因病机】

本病的病因主要是乳食内积，损伤脾胃。病机为乳食不化，停积胃肠，脾运失常，气滞不行。食积可分为伤乳和伤食。伤于乳者，多因乳哺不节，食乳过量或乳液变质，冷热不调，皆能停积脾胃，壅而不化，成为乳积。伤于食者，多因饮食喂养不当，偏食嗜食，饱食无度，杂食乱投，生冷不节；食物不化；或过食肥甘厚腻、柿子、大枣等不易消化之物，停聚中焦而发病。正所谓“饮食自倍，肠胃乃伤”。

乳食停积中焦，胃失和降，则呕吐酸臭不消化之物；脾失运化，升降失常，气机不利，出现脘腹胀痛，大便不利，臭如败卵；或积滞壅塞，腑气不通，而见腹胀腹痛，大便秘结之症。此属乳食内积之实证。

食积日久，损伤脾胃，脾胃虚弱，运纳失常，复又生积，此乃因积致虚；亦有先天不足，病后失调，脾胃虚弱，胃不腐熟，脾失运化，而致乳食停滞为积，此乃因虚致积。二者均为脾虚夹积、虚中夹实之候。

【临床表现】

脘腹胀满，疼痛拒按，嗳腐吞酸，厌食呕恶，痛而欲泻，泻后痛减，或大便秘结，舌苔厚腻。

【诊断要点】

（1）乳食不思或少思，脘腹胀痛，呕吐酸馊，大便溏泄，臭如败卵或便秘。

（2）烦躁不安，夜间哭闹，或有发热等症。

（3）有伤乳、伤食史。

（4）大便检查，有不消化食物残渣或脂肪球。

【鉴别诊断】

厌食为喂养不当，脾运失健所致。除长期食欲减退，厌恶进食外，一般无嗳气酸腐、大便酸臭、脘腹胀痛之症。

【治法】

健脾和胃，消食导滞。

【施术穴位及操作方法】

常规取穴：四横纹，五指节，内八卦，天河水，腹阴阳，天枢，足三里。

本病中多用到传统小儿推拿常用穴位及手法，相关具体操作学者可自行翻阅相关书籍进行学习。

上述操作完毕，再以疏法疏理腹部，最后轻弹腰穴，辅以脐周揉药。

【方义】

本病病机大抵为乳食不化，停积胃肠，脾运失常，气滞不行。先用传统小儿推拿手法操作配合腹部疏理以清热导滞、疏通经络、调畅气机。再用轻合手点弹腰穴加强其理中行气、化积消胀之效。最后辅以脐周揉药，借冰片通诸窍之性，以脐为媒，将揉药中丁桂温中和胃降逆之药力散布于四肢百骸，以达病所。诸法共用，积滞安能不除。

【注意事项】

（1）注意调养：在喂养方面应定时、定质、定量。在增加辅食时应注意遵循先稀后干、先素后荤、先少后多、先软后硬的原则。

（2）注意营养搭配。

（3）必要时应中西医结合治疗，特别是对原发病、消耗性疾病的治疗。

（4）应尽量采用母乳喂养，不要过早断乳，断乳后给予易消化、有营养的食物。

（5）经常带儿童到户外呼吸新鲜空气，多晒太阳，增强体质。

【典型病例】

张某，女，5岁，2008年10月就诊。家长诉患儿腹部胀痛半月余。半月前患儿在饭店进食水饺后出现腹部胀满、腹痛，且大便夹有不消化食物，遂自行给予健儿消食片等药物口服，症状有所缓解。1周前无明显诱因患儿出现不思饮食，强迫进食则易呕吐，口臭，腹胀、腹痛拒按，大便夹有不消化食物，味奇臭无比，再次以消食片、鸡内金等药物喂服，未见明显效果。查体：患儿腹部较膨隆，疼痛拒按，舌边红、苔黄腻，指纹偏紫。患儿既往有喜食肥甘厚腻及零食史。诊为积滞。遂行上法治疗，并嘱其戒零食，少食肥甘厚味，以清淡饮食为宜。治疗 3 次后食欲好转，未再出现呕吐，腹部触之平软，已不甚胀，大便亦有好转。继续治疗 4 次，腹胀消失，偶有腹痛，饮食恢复正常，大便无臭鸡蛋味道。巩固治疗 3 次，诸症具消。随访 2 个月未复发。

七、厌食

【概述】

厌食是指小儿较长时期见食不贪，食欲减退，甚至拒食的一种病症。此病可见于任何年龄阶段的患儿，但尤常见于 1 ~ 6 岁小儿，虽然城市生活水平提高，但由于不良的喂养习惯等原因，城市儿童发病率却高于农村。临床常伴有面色少华、形体消瘦、多汗、易反复感冒等症状，若此情况长期得不到改善，可导致患儿出现贫血、佝偻病、免疫力低下、反复呼吸道感染等疾病，最终影响生长发育。小儿正处于身体成长阶段，长期的食欲、食量下降会影响小儿的生长发育，甚至发展为疳积，即西医所说的营养不良。

【病因病机】

小儿厌食属于中医“脾胃病”范畴，小儿脏腑较娇嫩，形气未充，脾常不足，且冷暖不能自调，乳食不知自节，再加喂养调护失当，内外合因，很容易导致脾胃不和、受纳运化失司而发为本病。本病的发病原因及机制，可在历朝历代文献中找到详尽描述。如《诸病源候论》有云：“脾者脏也，胃者腑也，脾胃二气相为表里，胃受谷而脾磨之，二气平调则谷化而能食。”《杂病广要》提道：“脾不和则食不化，胃不和则不思食，脾胃不和则不思而且不化。”《医宗金鉴》中说：“夫乳与食，小儿资以养生者也。胃主纳受，脾主运化，乳贵有时，食贵有节，可免积滞之患。”以上诸多论述都说明了脾胃在饮食受纳运化中所起到的关键性作用。由于小儿的生理特点，脏腑娇嫩，脾常不足，再加之调护失宜，其他脏腑疾病以及外界环境因素的影响，都会干扰小儿脾胃的正常生理功能，从而出现厌食、挑食，甚至拒食的现象。

当前临床验证小儿厌食主要是因为饮食不节，喂养调护失宜所导致，比如家长缺少育儿保健知识，未能在合适的时间添加辅食，或者因为断奶以后没有能够使小儿适应普通饮食，或予以过量的肥甘厚味，或偏于娇惯溺爱，任其贪吃生冷，或没有按时饮食等。此外，小儿忽然受到情绪刺激，尤其是进食时因为各种原因而受到家长的训斥，以及多病、久病，病后用药失宜且又失调护等也是导致小儿出现厌食的常见因素。

综上所述，本病病机为：饮食不节，喂养失宜，恣食生冷；嗜食油腻，耗伤脾胃，脾胃虚弱；化源不足，脾胃阴虚，先天不足，后天失养；脾胃虚弱为本，饮食积滞为标。

【临床表现及诊断要点】

（1）长期食欲减退，见食不贪，饭量较前病减少 1/3 ~ 1/2 以上，发病最短时间为 2 周，排除其他系统疾病。

（2）面色少华，形体偏瘦，但精神尚好，无腹部膨隆。

（3）体重增长停滞或减轻，有不良饮食习惯或喂养不当史，如进食不定时定量、过食生冷、甘甜厚味、零食或偏食等。

【检查】

（1）胃肠道出血时，胃管内抽出咖啡样物质及粪便隐血试验阳性，血红蛋白水平降低。

（2）血清电解质、血糖、血气、血浆渗透压反映机体内环境是否平衡。

（3）腹胀者，肝肾功能、血清心肌酶谱等监测观察全身各脏器功能损伤程度。

（4）纤维胃镜检查是早期确诊应激性溃疡的主要方法；选择性血管造影可见造影剂外溢成一团，积聚在血管旁而久不消散；X 线平片见腹腔内有游离气体时提示溃疡穿孔；超声图像可有胃壁增厚、黏膜皱襞肥大等。

【鉴别诊断】

1. 假性厌食症　必须先排除患儿是否患有感冒或内科慢性疾病，例如，长期泄泻、慢性肝炎、肺结核等，如果是因为这些疾病而引起的厌食是自然的，等到疾病痊愈后厌食就会改善。真正的厌食是指患儿长时期食欲减退，看到食物也不想吃，甚至拒吃，这种情形一般持续 2 个月以上才符合所谓的“厌食症”。

2. 某些慢性疾病　如消化性溃疡、慢性肠炎、结核病、消化不良及长期便秘等都可能会引起厌食症。

3. 缺铁性贫血　缺铁性贫血是小儿的多发病，缺铁除了对造血功能和细胞免疫功能造成影响外，还可引起胃酸减少，胃、十二指肠炎，肠黏膜萎缩和吸收功能障碍等胃肠消化功能异常，影响小儿食欲，甚至生长发育。与小儿厌食症所表现的症状有一定的相似，所以必须多方排查，以免误诊。

4. 钩虫病　患有钩虫病的小儿有贫血、异食癖和精神食欲减退等症状，应检查大便常规找钩虫卵，确诊后及时驱虫治疗。

大多数小儿厌食症不是由于疾病引起的，而是由于不良的饮食习惯、不合理的饮食制度、不佳的进食环境及家长和孩子的心理因素造成的。除家庭环境和病史中有明确饮食习惯不良外，必须排除有关疾病因素，方能诊断，并注意纠正不良习惯，要循序渐进，正确诱导和鼓励。

【治法】

健运脾胃，消食化滞。

【施术穴位及操作】

主穴：双风痹（中指点法）、太极血（中指点法）、血海（中指弹拨法）。

经验穴：水分穴，脐上半指（点揉 50 ~ 100 次，以局部皮肤红润为度），点掐内外八卦穴、十指肉与甲连接处。以药酒为介质，使指推法从上到下，自太极血分推至二龙眼，往返操作 30 ~ 50 次。最后以四指疏法疏理腹部。

【方义】

双风痹、太极血调理脏腑气血；血海调补脾胃。点掐内外八卦穴、点揉水分穴、点掐十指肉与甲连接处，清腑热、运脾胃。四指疏法轻疏腹部以调运脾胃。

【注意事项】

（1）饮食规律，定时进餐，保证饮食卫生；生活规律，睡眠充足，定时排便；营养全面，多吃粗粮杂粮和水果蔬菜；节制零食和甜食，少喝饮料。

（2）改善进食环境，使孩子能够集中精力去进食，并保持心情舒畅。

（3）家长应避免追喂等过分关注孩子进食的行为。

【典型病例】

何某，男，3 岁，2010 年 8 月 12 日初诊。家长诉患儿食欲减退、饮食减少 1 个月余。1 个月余前患儿无明显诱因出现饮食减少、见食不欢，吃饭要家长喂，饭量较前明显减少，自行给予鸡内金等消食药物，但效果欠佳。近四五日以来竟然有拒绝进食倾向，面容消瘦，忧心忡忡，遂慕名而来。查体：患儿面色少华，形体偏瘦，但精神尚好，无腹部膨隆，舌质淡红。结合病史，诊断为小儿厌食。遂行上法进行治疗，3 天后家长诉患儿饮食量较前增加，能自己主动端碗吃饭；继以连续治疗 1 周，患儿饮食量恢复如常，且不挑饭菜，食欲好转，体重增加，痊愈。

八、泄泻

【概述】

泄泻是小儿最常见的消化系统疾病之一，以大便次数增多，粪质稀薄或如水样为特征的一种病症。尤以 2 岁以下的婴幼儿多见，年龄愈小发病率愈高。本病一年四季均可发生，以夏秋季节发病率为高，不同季节发生的泄泻，其证候表现有所不同。2岁以下小儿发病率高，因婴幼儿脾常不足，易于感受外邪、伤于乳食或脾肾气阳亏虚，均可导致脾病湿盛而发生泄泻。轻者治疗得当，预后良好；重者下泄过度，易见气阴两伤，甚至阴竭阳脱；久泻迁延不愈者，则易转为疳证。

【病因病机】

小儿泄泻发生的原因，以感受外邪，内伤饮食，脾胃虚弱为多见。其主要病变在脾胃，因胃主受纳腐熟水谷，脾主运化水谷精微，若脾胃受病，则饮食入胃，水谷不化，精微不布，清浊不分，合污而下，致成泄泻。故《幼幼集成·泄泻证治》说："夫泄泻之本，无不由于脾胃。盖胃为水谷之海，而脾主运化，使脾健胃和，则水谷腐化而为气血以行荣卫。若饮食失节，寒温不调，以致脾胃受伤，则水反为湿，谷反为滞，精华之气不能输化，乃致合污而下降，而泄泻作矣。"

感受外邪，小儿脏腑娇嫩，肌肤薄弱，冷暖不知自调，易为外邪侵袭而发病。外感风、寒、暑、湿、热邪均可致泻，唯无燥邪致泻之说，盖因脾喜燥而恶湿。其他外邪则常与湿邪相合而致泻，故前人有"无湿不成泻""湿多成五泻"之说。由于气候的因素，一般冬春多为风寒（湿）致泻，夏秋多暑湿（热）致泻。小儿暴泻以湿热泻最为多见。

内伤饮食，小儿脾常不足，运化力弱，饮食不知自节，若调护失宜，乳哺不当，饮食失节或不洁，过食生冷瓜果或不消化食物，皆能损伤脾胃，而发生泄泻。故《素问·痹论》说："饮食自倍，肠胃乃伤。"伤食泻可单独发生，而更多于其他泄泻证候中兼见。

脾胃虚弱，先天禀赋不足，后天调护失宜，或久病迁延不愈，皆可导致脾胃虚弱。胃弱则腐熟失职，脾虚则运化失常，因而水反为湿，谷反为滞，清浊不分，合污而下，而成脾虚泻。亦有暴泻实证，失治误治，迁延不愈，损伤脾胃，而由实证转为虚证泄泻者。

脾肾阳虚脾虚致泻者，一般先耗脾气，继伤脾阳，日久则脾损及肾，造成脾肾阳虚。肾阳不足，火不暖土，阴寒内盛，水谷不化，并走肠间，而致澄澈清冷，洞泄而下的脾肾阳虚泻。

小儿具有“稚阴稚阳”的生理特点及“易虚易实，易寒易热”的病理特点，且小儿泄泻病情较重时，利下过度，又易于损伤气液，出现气阴两伤，甚至阴伤及阳，导致阴竭阳脱的危重变证。若久泻不止，土虚木旺，肝木无制而生风，可出现慢惊风；脾虚失运，生化乏源，气血不足以荣养脏腑肌肤，久则可致疳证。本病是以脾胃虚弱为本。

【临床表现及诊断要点】

（1）大便次数增多，每日超过 3 ~ 5 次，多者达 10 次以上，呈淡黄色，如蛋花汤样，或黄绿稀溏，或色褐而臭，可有少量黏液。或伴有恶心、呕吐、腹痛、发热、口渴等症。

（2）有乳食不节、饮食不洁或感受时邪病史。

（3）重症腹泻及呕吐严重者，可见小便短少，体温升高，烦渴神疲，皮肤干瘪，囟门凹陷，目眶下陷，啼哭无泪等脱水征，以及口唇樱红、呼吸深长、腹胀等酸碱平衡失调和电解质紊乱的表现。

【检查】

（1）大便镜检：可有脂肪球或少量白细胞、红细胞。

（2）大便病原体检查：可有致病性大肠杆菌或病毒检查阳性等。

【鉴别诊断】

1. 肛门先天性发育畸形

（1）神经系统发育缺陷：先天性腰骶部脊膜膨出或脊柱裂可伴肛门失禁，患者外括约肌和耻骨直肠肌失去正常神经支配，无收缩功能，处于弛缓状态，且由于感觉和运动系统均受影响，直肠黏膜在粪便充盈时缺乏膨胀感，不能引起便意及发动排便动作，直肠内粪便随时排出，此类型患儿往往伴有尿失禁。

（2）肛门直肠畸形：肛门直肠本身及盆腔结构均发生改变，且直肠盲端越高，改变越明显、越复杂，高位畸形时直肠盲端位于盆膈之上，耻骨直肠肌短缩，明显向前上方移位；内括约肌缺如或仅处于雏形状态；外括约肌多处于松散状态，其间充满脂肪组织，肌纤维走行异常紊乱。

2. 外伤　由于外伤损伤了肛管直肠环，使括约肌失去了括约功能而致大便失禁，如刺伤、割伤、灼伤、冻伤及撕裂伤，以及肛管直肠手术的损伤，如肛瘘、痔、直肠脱垂、直肠癌等手术损伤了肛门括约肌致大便失禁。

3. 神经系统病变　多见于脑外伤、脑肿瘤、脑梗死、脊髓肿瘤、脊髓结核、马尾神经损伤等，这些疾病均可导致大便失禁。

【治法】

本病以运脾化湿为基本治疗法则。临床中常见的小儿泄泻有寒湿泻、伤食泻。主要治疗原则为运脾化湿，温中散寒，消食化滞。本病治疗重在火功。

【施术穴位及操作】

主穴：广盖（拇指点法）、二龙眼（拇指点法）、太极血（拇指点法）、血海（拇指点法）。

经验穴：点掐内外八卦穴、十指肉与甲连接处。以药酒为介质，使指推法从下到上，自二龙眼分推至太极血，往返操作 30 ~ 50 次。

最后以四指疏法疏理脾胃，火功腹部。

【方义】

轻点广盖引清气上行，升阳止泻；轻点二龙眼、血海温阳补肾；点太极血调理脏腑气血。点掐内外八卦穴、点掐十指肉与甲连接处，清腑热、运脾胃。辅以腹部疏理，通因通用、消积止泻。火功腹部散寒祛湿，腹泻自止。

【注意事项】

（1）注意饮食卫生，食品应新鲜、清洁，不吃变质食品，不要暴饮暴食。饭前、便后要洗手，餐具要卫生。

（2）提倡母乳喂养，不宜在夏季及小儿有病时断奶，遵守添加辅食的原则，注意科学喂养。

（3）加强户外活动，注意气候变化，及时增减衣服，防止腹部受凉。

【典型病例】

陈某，男，2岁，2010年2月3日初诊。家长诉患儿大便不成形1个月余。1个月余前患儿因腹部受寒且添加辅食不当出现泄泻、呕吐，哭闹不止，体温正常，喂服“妈咪爱”“思密达”及贴肚脐贴后病情稍好转；次日又开始腹泻，大便稀溏有泡沫，每日5～6次，进食即出现呕吐，测量体温38℃，家长自行喂患儿药后病情稍缓解，体温控制，但腹泻反复迁延不愈；近2天患儿出现精神不佳，为进一步治疗，家长遂抱患儿来我科门诊就诊。刻诊：患儿精神差，神志清，哭闹时可见有几滴眼泪，眼窝无凹陷，睡眠差，纳食差，无呕吐，腹泻，大便每日3～5次，色黄，质稀不成形，小便未解。查体：肛门周围色红并有溃烂，无脓液。舌苔白腻，指纹色红。此患儿辨证为寒湿泻夹杂伤食泻。遂以上法治疗，治疗2次后，患儿精神好转，大便次数减少，每日2～4次，质仍较稀，但饮食较前明显好转；又连续治疗5次，患儿大便次数基本恢复正常，每日1～2次，质成形偏软。嘱其家长合理添加辅食。继以治疗5次，患儿大便次数和质地均恢复如常，未再出现腹泻情况，且饮食明显改善，面色红润，睡眠质量好转。半年后随访，未再复发。

九、便秘

【概述】

便秘是除外消化道器质性疾病，以排便间隔时间加长，排出艰难，便质干硬为主，伴少腹胀满急迫、倦怠乏力、食量减少等症状的排便困难。大多小儿便秘为功能性便秘。小儿功能性便秘是指因饮食不当或排便习惯异常，肠内菌群紊乱及相关组织阻碍造成的婴幼儿及儿童排便困难。主要表现为排便困难，粪质硬结，次数下降，或排便时粪便损伤肠道黏膜而在粪便表面附着少许血或黏液。便秘日久常会引起诸如头晕、食欲下降、腹痛、腹胀、睡眠质量下降等症状，严重者便时努挣甚至引起脱肛，给患儿的学习及生活带来诸多不便及痛苦。

【病因病机】

小儿便秘的发生主要有两方面原因。一是饮食不当：多精细少纤维，偏食挑食、膳食结构失调或饮水不足均可肠失濡养，传导失司而引起便秘。二是排便习惯不当：如排便时看书，导致不能专注排便，或有便意时不及时去排便，长此以往便意渐淡，引发便秘。

中医认为便秘病位在大肠，与五脏相关，而以肺脾更为突出，病机关键是气机虚弱、传导功能低下，或热结大肠津亏，而致糟粕停留、粪质干硬，大便不通或难排。肺与大肠相表里，与便秘关联甚多。沈金鳌《幼科释谜》道："肺家有热……流入大肠，以致秘结不通。"指出肺热下移大肠，引发大便干结。《古今图书集成医部全录》指出燥邪伤肺以致便结，如"肺燥则清肃之气不能下行于大肠"。"小儿大便不通，乃胃与大肠有热"表明秘结因胃肠积热而成。本病发病主要是脾胃虚弱为主，热结肠胃为标。

【临床表现及诊断要点】

（1）以不思乳食、食而不化、腹部胀满、大便干为特征。

（2）可伴有烦躁不安、夜间哭闹或呕吐等症。

（3）有伤乳食史。

（4）大便检查可见不消化食物残渣及脂肪滴。

【检查】

1. 肌电图　对盆底肌和肛外括约肌进行肌电图观察是评价慢性便秘的有用方法，正常人休息时盆底横纹肌的张力维持紧张状态，应用体表皮肤电极探测，全部正常小儿排便时肛外括约肌张力下降，而便秘患儿仅42%有耻骨直肠肌或肛外括约肌出现肌电活动下降。

2. 直肠镜　乙状结肠镜及纤维结肠镜检查，这几种检查可直接了解肠黏膜状态，由于便秘，粪便的滞留和刺激，结肠黏膜特别是直肠黏膜常有不同程度的炎症性改变，表现为充血，水肿，血管走向模糊不清。此外，在痉挛性便秘可见到肠管的挛缩性收缩，肠腔变窄。

3. 胃肠 X 线钡剂造影　可根据钡剂在胃肠道内运行的情况，了解结肠的运动功能状态，区分张力减退性便秘和痉挛性便秘，并可及时发现器质性病变，如先天性巨结肠、肿瘤、结核等。

4. X 线排粪造影　可对肛门括约肌和肛门直肠做静态及动态观察，并可快速摄片（每秒 2 ~ 4 张），连续观察排粪动作全过程，发现有些便秘是由于出口有不同程度的梗阻，如直肠套叠、直肠前突、盆底肌痉挛综合征等，这些梗阻都是临床及内镜检查难以发现的，实际上不属于习惯性便秘的范畴。

5. 肛管直肠测压术　肛管直肠测压术是儿科常用的一种了解直肠肛门功能障碍的技术，遇有严重便秘的患儿可用测压术确定直肠扩张时的阻力、肛管的静息紧张度、肛门骨骼肌收缩的强度，以及患儿对直肠扩张的自我感觉，并可对肛门括约肌反射做出评价。

【鉴别诊断】

1. 先天性巨结肠　本病是由于直肠或结肠远端的肠管持续痉挛，粪便淤滞在近端结肠，使该肠段肥厚、扩张，是小儿常见的先天性肠道畸形，钡灌肠检查可鉴别。先天性巨结肠除结肠扩张外，可见有节段性狭窄，而慢性便秘则结肠全部扩张。

2. 神经性或器质性梗阻　也称痉挛性肠梗阻、功能性肠梗阻、动力性肠梗阻，对儿童便秘也要进行详细体检和必要的辅助检查，以便和神经或器质性梗阻鉴别。

【治法】

消积导滞，通腑泄热。

【施术穴位及操作】

主穴：血海（中指弹拨法），腰柱（拇指、食指、中指提弹法）。

经验穴：点掐内外八卦穴、十指肉与甲连接处。摩腹 50 ~ 100 次；点揉足三里泻法（50 ~ 100 次）。

最后以四指疏法疏理腹部。

【方义】

点血海补益脾胃，轻弹腰柱通肠泻其胀气。点掐内外八卦穴，点揉脐上半指穴位，点掐十指肉与甲连接处，摩腹、点揉泻足三里清腑热、运脾胃、润肠通便。重用四指疏法疏理腹部，以通腑泄热。

【注意事项】

补充足够的水分，多摄入含纤维素丰富的食物，养成好的排便习惯。

【典型病例】

张某，男，10 岁，2009 年 5 月 6 日初诊。家长诉患儿大便干结 1 年余。1 年余前患儿无明显诱因出现大便干结，3 ~ 4 天排便 1 次，肚腹胀满，夜间易醒，多食水果、蔬菜会好转，未予以重视及治疗；近 1 个月，大便 1 周 1 次，干如羊屎，腹胀腹痛，口臭，严重影响学习。遂来我科门诊就诊。刻诊：患儿平素偏肉食，面色黄，口干、口臭，腹部胀满，时有腹痛。纳少，夜眠差，易醒，大便干结，偶有大便带血，小便正常。舌淡红，苔黄厚，指纹紫滞。给予上法治疗，连续治疗 2 次后，腹部按之柔软，腹胀、腹痛明显减轻，大便顺利解下；治疗 5 次后，患儿口臭、口干情况亦有明显改善，大便周期由 1 周 1 次调为每 3 天 1 次，且质地软硬尚可，嘱其多食瓜果蔬菜；连续治疗 10 次，大便周期恢复正常，每 1 ~ 2 天 1 次，质地正常，腹胀、腹痛完全消失。叮嘱患儿及家长注意饮食协调，勿偏食、异食。半年后随访，未再复发。

参考文献

［1］许家栋．经方探源：经典经方医学概述［M］．北京：人民卫生出版社，2020.

［2］宋柏林，于天源．推拿治疗学［M］.4 版．北京：人民卫生出版社，2021.

［3］于天源．按摩推拿学［M］．北京：中国中医药出版社，2015.

［4］邱茂良，张善忱．针灸学［M］．上海：上海科学技术出版社，1985.

［5］刘广棵．槟榔散联合穴位按摩治疗脾胃病患者的临床疗效分析［J］．中国疗养医学，2021，30（3）：300-302.

［6］张文砚，武晓磊，简文佳．黄帝内针治疗颈源性失眠的临床疗效观察［J］．河北中医，2023，45（2）：267-270，275.

［7］丁金磊，陶善平，何天峰，等．针刺联合毫火针治疗心脾两虚型失眠的临床疗效及对患者焦虑、抑郁状态的影响［J］．河北中医，2021，43（5）：839-842，846.

［8］崔玉石，彭亚，祝永刚，等．伴随眩晕颈椎病的前路椎间盘切除融合［J］．中国矫形外科杂志，2022，30（11）：1027-1030.

［9］刘志伟，谢瑞，孙凯，等．颈源性头痛诊断标准解读：诊断与鉴别诊断中的问题与认识［J］．中国组织工程研究，2021，25（23）：3746-3751.

［10］乔模，乔欣．《金匮要略》运用六经辨证论治杂病探讨［J］．山西中医，2011，27（12）：1-3.